Arash Salmaninejad
Arezoo Gowhari
Seyedmojtaba Hosseini

Genética e Imunológia da Síndrome de Behçets

Arash Salmaninejad
Arezoo Gowhari
Seyedmojtaba Hosseini

Genética e Imunologia da Síndrome de Behçets

ScienciaScripts

Imprint

Any brand names and product names mentioned in this book are subject to trademark, brand or patent protection and are trademarks or registered trademarks of their respective holders. The use of brand names, product names, common names, trade names, product descriptions etc. even without a particular marking in this work is in no way to be construed to mean that such names may be regarded as unrestricted in respect of trademark and brand protection legislation and could thus be used by anyone.

Cover image: www.ingimage.com

This book is a translation from the original published under ISBN 978-620-2-09611-9.

Publisher:
Sciencia Scripts
is a trademark of
Dodo Books Indian Ocean Ltd. and OmniScriptum S.R.L publishing group

120 High Road, East Finchley, London, N2 9ED, United Kingdom
Str. Armeneasca 28/1, office 1, Chisinau MD-2012, Republic of Moldova, Europe
Printed at: see last page
ISBN: 978-620-8-01836-8

ÍNDICE DE CONTEÚDOS

Doença de Behçet

Autores:

Arash Salmaninejad, Seyedmojtaba Hosseini, Arezoo Gowhari, Fatemeh mollaei, Abolfazl Nesaei

Arash Salmaninejad, Nayyerehalsadat Hosseini

Introdução

A doença de Behçet (DB) é uma doença autoimune crónica e uma vasculite multissistémica, caracterizada por um curso recidivante e remitente, que prevalece principalmente nas populações junto ao Mar Mediterrâneo (1). O nome epónimo da doença de Behçet deriva do nome de Hulusi Behçet, que já era Professor de Dermatologia na Universidade de Istambul. Em 1937, descreveu um complexo triplo de sintomas da doença de Behçet: Em primeiro lugar, alterações aftosas transitórias na boca, em segundo lugar, ulcerações nos órgãos genitais e, em terceiro lugar, ataques de irite, embora o terceiro sintoma não esteja sempre presente (2).

Presume-se que a causa desta doença seja multifatorial, incluindo factores infecciosos, predisposição genética e imuno-regulação. Foi identificado que vários sistemas podem estar envolvidos na DB, nomeadamente a pele, o sistema cardiovascular, o sistema nervoso central, o sistema gastrointestinal e a artrite sem produção de auto-anticorpos. Esta doença inicia-se com um ou mais dos sintomas acima referidos. Estes sintomas levam a limitações na vida pessoal e muitos doentes têm problemas psiquiátricos associados (3). No entanto, a etiologia exacta da DB ainda não foi completamente esclarecida.

A DB tem uma predominância étnica em doentes de países entre 30°N e 45°N de latitude em países à volta do Mediterrâneo, do Médio Oriente, do Japão, da China e ao longo da Rota da Seda, pelo que a variação geográfica na expressão da DB é uma caraterística epidemiológica específica. A prevalência mais elevada pertence à Turquia (420 casos por 100 000 habitantes). A prevalência da DB foi considerada como sendo de 80 no Irão (por 100 000 habitantes) (4), 13,5 no Japão, 14 na China, 19,5 na Arábia Saudita, 15,2 - 120/100 000 em Israel, 2,1/100 000 no Kuwait, 17 no Iraque e 7,6/100 000 no Egito. Na Europa, a prevalência notificada (por 100 000 habitantes) tende a ser mais elevada entre as pessoas da zona mediterrânica; Itália 2,5, Espanha 7,5 e França 2,4, excluindo os imigrantes. Nas regiões atlânticas, os valores estimados são de 1,53 em Portugal, 0,64 no Reino Unido, 0,55 na Alemanha e 0,27 na Escócia. Os Estados Unidos registam uma prevalência de 5/100 000 (5).

Embora na DB a distribuição dos sexos seja idêntica, existem algumas excepções em que a proporção entre homens e mulheres é diferente consoante a origem étnica: No Japão e na Coreia, verificou-se uma predominância feminina e, em alguns países do Médio Oriente e do Mediterrâneo, observou-se o inverso (6).

A idade não está relacionada com a DB e a base hereditária tem um papel significativo nesta doença. Por exemplo, a ocorrência de DB entre os turcos que imigram para a Alemanha é reduzida (15,1/100 000), mas continua a ser superior à dos indivíduos que vivem na Alemanha e têm ascendência alemã (7). Embora a DB ocorra esporadicamente, em alguns grupos familiares de DB, observa-se uma agregação familiar e uma maior ocorrência em irmãos e pais. A agregação familiar da DB, entre diferentes populações, também varia. A agregação familiar é de 18,2% nos turcos, 15,4% nos coreanos, 2,6% nos chineses, 2,2% nos japoneses e 0-4,5% em vários europeus. Entre os doentes com DB de início precoce (i.e. 18-40 anos de idade), foi observada uma agregação familiar. A doença é geralmente mais grave nos doentes com início precoce. Os casos de início tardio, ou seja, após os 55 anos de idade, foram raramente registados (8).

A patogénese da DB não está totalmente compreendida, mas é considerada uma doença inflamatória numa encruzilhada entre as síndromes auto-imunes e auto-inflamatórias. A hipótese mais credível propõe uma interação complexa entre antecedentes genéticos e factores ambientais. Os investigadores sugeriram que os factores genéticos podem ser mais eficazes em comparação com os factores ambientais no impacto sobre a ocorrência da DB (5).

As especificações mais significativas do perfil associado aos doentes com DB são o aumento dos níveis sistémicos de quimiocinas e citocinas inflamatórias (contendo interleucina [IL]-1, IL-18 e fator de necrose tumoral [TNF]-α) (9). O polimorfismo da IL-18 está associado a casos de DB. Htoon et al. (2011) descobriram que existe um excesso de população de IL-18 em várias doenças autoimunes e inflamatórias que incluem a DB (10).

O TNF-α é uma citocina pró-inflamatória que foi originalmente descrita como um fator antitumorogénico e tem um papel significativo na regulação da resposta imunitária. Além disso, o TNF-α está envolvido na ativação de macrófagos e na apoptose. Níveis elevados de TNF-α indicam a ativação do sistema imunitário na DB e parece que o TNF-α está relacionado com a atividade da doença. A interleucina IL-1 é uma citocina pró-inflamatória ativa que reduz os limiares de dor e magoa os tecidos. A IL-33 actua como uma citocina pró-inflamatória e induz a expressão de múltiplas respostas nas células alvo. É um membro da superfamília da IL-1 e é expressa por células epiteliais, endoteliais, inflamatórias e do sistema nervoso central (11). A função da IL-33 pode ser tanto uma citocina como um fator nuclear que regula a transcrição de genes e as condições pró-inflamatórias aumentam a sua expressão. Estudos recentes alargaram a sua biologia para incluir papéis na imunidade aos vírus e na regulação dos tecidos basais. As células domiciliadas nos locais envolvidos desempenham um papel crítico na patogénese da DB, apoiando ativamente o recrutamento, a ativação e a promoção da sobrevivência de células inflamatórias. De acordo com estas descobertas, as terapias que modulam a rede de citocinas, como a utilização de imunossupressores, ou seja, azatioprina, ciclosporina, corticosteróides ou anticorpos monoclonais anti-TNF-α (mAb), apresentam diferentes formas de atenuar a DB (12).

Um processo autoimune, provavelmente provocado por um fator infecioso ou ambiental em indivíduos geneticamente susceptíveis, é fundamental na patogénese da DB. O papel da infeção viral, como a infeção *pelo vírus Herpes Simplex* (HSV), na patogénese da DB tem sido estudado há muitos anos. O HSV foi descoberto em leucócitos do sangue periférico, saliva e úlceras genitais de casos de DB. Os resultados da reação em cadeia da polimerase (PCR) confirmaram a presença de um fragmento de ADN do HSV-1 com 211 pares de bases (pb) nos leucócitos do sangue periférico de doentes com DB. É significativo que também tenha sido detectada uma reatividade cutânea aumentada a antigénios específicos de *Streptococcus sanguis* na pele e nos monócitos sanguíneos de doentes com DB (13).

O ambiente também pode ter um papel essencial para que os indivíduos de áreas endémicas que imigraram para áreas com uma baixa prevalência de DB tenham um risco intermédio de a expandir. Resultados de investigação recentes indicam que os agentes infecciosos têm uma elevada homologia com proteínas humanas, como a proteína de choque térmico 65 (HSP65). A HSP56 derivada de micobactérias tem uma elevada homologia com a proteína HSP60 humana, o que leva a uma reação cruzada que resulta na ativação de células T γδ em doentes com DB (14).

As moléculas de adesão têm um papel fundamental na maioria das doenças vasculíticas que consistem na DB. As células endoteliais expressaram fortemente a molécula de adesão intercelular (ICAM)-1 na reação de patergia cutânea em doentes com DB. Além disso, a expressão da E-selectina pode ser significativamente mais elevada em doentes com DB e tem uma correlação positiva notável com a taxa de sedimentação de eritrócitos (ESR) e a proteína C-reactiva em casos de DB (15). O fator de crescimento endotelial vascular (VEGF) é um fator pró-inflamatório e desempenha um papel significativo no desenvolvimento da DB com envolvimento neurológico. Mendoza-Pinto et al., em 2010, relataram que o VEGF tem um efeito potencial na expressão desta molécula através dos seus polimorfismos genéticos que podem contribuir para o desenvolvimento da DB (16).

As células T têm um papel patogénico significativo na DB; as células T gama delta são uma população parcial (0,5-5% do sangue total) de células T que expressam TCR δ e cadeia γ. A sua capacidade de reconhecer antigénios para defender várias partes do corpo pode estar relacionada com a patogénese da DB. Foi demonstrado que a proporção de células T γδ está aumentada no sangue periférico de doentes com DB em comparação com os controlos. Investigações recentes demonstraram um aumento da produção de citocinas Th1 e Th17 no sangue periférico, na pele e no líquido cefalorraquidiano de doentes com DB. Além disso, o desequilíbrio Th1/Th2 é provavelmente crítico na patogénese da DB. Koarada et al. (2004) consideraram que existem relações entre a produção de citocinas Th1/Th2 e a divisão celular, a cinética celular e a proliferação em doentes com DB. Além disso, descobriram que as respostas relacionadas com TH1 das células T CD4$^+$ em divisão desempenham um papel distinto na DB ativa. O papel das células T CD3$^+$ CD8$^-$ CD4$^-$ duplo-negativas (DN) foi reconhecido na patogénese da DB em 10 doentes pediátricos (idade 12,2 [±2,2] anos, 7 doentes estavam em remissão e 3 estavam em estados de exacerbação), descrevendo que o rácio de células T CD8$^-$ CD4$^-$ duplo-negativas (DN) aumentou notavelmente em doentes com DB, em comparação com controlos saudáveis e também com os casos de DB deteriorados. Ling et al. (2007) descobriram que os níveis de células T DN estavam notavelmente aumentados em doentes com DB em remissão, em comparação com os níveis em controlos saudáveis (17).

Foram descobertos anticorpos anti-células endoteliais (AECA) no soro de doentes com DB e foi demonstrado que os AECA foram associados à atividade da doença e a sintomas de vasculite. Lee et al. (2003) comunicaram a presença da α-enolase como uma proteína alvo do antissoro de células endoteliais em doentes com DB. Os anticorpos anti-Saccharomyces cerevisiae (ASCAs) são provavelmente mais prevalentes na DB intestinal. As investigações indicaram níveis normais e aumentados de ASCA em doentes com DB. É essencial avaliar outros anticorpos, como um anticorpo citoplasmático antineutrófilo (p-ANCA), para diferenciar a DB da doença inflamatória intestinal, porque o ASCA é detectado em 50-60% dos doentes com doença de Crohn (18).

Estudos demonstraram que algumas citocinas associadas às células T helper (Th1) e a outro tipo de células têm um papel na inflamação da DB. Os níveis circulantes de interferão (IFN)-γ, TNF-α, IL-6, IL-8 e IL-12 são invulgarmente elevados em doentes com DB. A função da IL-8 é a de cofator/coestimulador da produção de IFN-γ pelas células TH1. A IL-18 pode instigar diretamente a síntese de IFN-γ por células CD3$^+$ e células natural killer (NK). Tanto o IFN-γ como o CD40L activam os macrófagos e os monócitos para produzirem espécies de azoto reactivas e citocinas/quimiocinas que, por sua vez, instigam as células apresentadoras de antigénios a expressarem moléculas MHC de classe II e moléculas coestimuladoras que conduzem à ativação das células T (19).

Ling et al. (2007) consideraram a DB como uma vasculite neutrofílica em vasos vasorum. Além disso, os investigadores referiram que as funções de neutrófilos fagocíticos e as moléculas de superfície (ou seja, CD10, C16, CD14) associadas à ativação de neutrófilos têm papéis fundamentais na DB. Descobriram um aparecimento de neutrófilos proactivos nestes indivíduos. Além disso, os estudos indicaram que a produção de espécies reactivas de oxigénio (ROS) pelos neutrófilos da DB estava aumentada e que o stress oxidativo mediado por ROS relacionado com a ativação dos neutrófilos pode desempenhar um papel fundamental na patogénese da doença (20).

A causa dos eventos trombóticos na DB não é clara, mas podem ocorrer em até 25% dos doentes com DB. Espinosa et al. (2002) descobriram que não existiam anomalias - exceto a produção elevada de trombina, fibrinólise e trombomodulina - que não estivessem associadas a eventos trombóticos em doentes (21). A hiper-homocisteinemia é um fator de risco bem conhecido que pode ser considerado como estando associado à trombose em doentes com DB. As investigações sugeriram uma associação entre os níveis elevados de tHcy e o desenvolvimento de trombose em doentes com DB. Por outro lado, a tHcy pode possivelmente ser um fator de risco adicional para o desenvolvimento de doença vascular oclusiva da retina. Os investigadores relataram dois doentes com DB que apresentavam uma mutação no gene da protrombina G >A20210, uma causa estabelecida de trombose. Foi sugerido que a diminuição dos níveis de proteína C activada (anticoagulante natural) estava relacionada com uma elevada ocorrência de tromboembolismo venoso em doentes com DB (22).

A DB tem 16 conjuntos de critérios de diagnóstico/classificação, dois dos quais são de um Grupo de Estudo Internacional (ISG) e os Critérios Internacionais para a Doença de Behçet (ICBD) (23). Os critérios do ISG utilizam cinco itens. Dois itens são manifestações das membranas mucosas, ou seja, aftose oral (OA) e aftose genital (GA). As manifestações cutâneas, que incluem pseudofoliculite (PF) e lesões semelhantes a nódulos (EN), constituem o terceiro item. A manifestação ocular que consiste em uveíte anterior (AU), uveíte posterior (PU) e vasculite retiniana (RV) é o quarto item. O quinto item é a presença de um fenómeno de patergia (PP) que é avaliado por um teste de patergia (24).

A presença de OA é um item obrigatório nos critérios ISG. O AG e o PP foram utilizados para classificar um doente como tendo DB. Uma das caraterísticas da DB são as manifestações vasculares (MV), que foram utilizadas nalguns critérios antes do advento dos critérios ISG, como os critérios Mason e Barnes, Hewitt, Hubault e Hamza Dilsen, os critérios revistos do Japão e os critérios revistos de Dilsen, pelo que as MV foram acrescentadas aos cinco itens dos critérios ISG. As MV são definidas como flebite superficial, trombose arterial, trombose venosa profunda, trombose venosa de grande calibre, trombose arterial e aneurisma. Por conseguinte, a ICBD tem seis itens: OA, GA, pele (PF e EN), lesões oculares (AU, PU e RV), VM e PP. As lesões aftosas genitais e as lesões oculares têm mais valor diagnóstico do que as outras manifestações no ICBD e recebem cada uma 2 pontos. OA, pele (PF, EN), VM e PP recebem cada um 1 ponto. De acordo com estas investigações, se um doente obtiver ≥ 3 pontos, é diagnosticado/classificado como tendo DB (23).

As lesões mucocutâneas são um sintoma específico da doença. A manifestação clínica mais prevalente da DB é a úlcera oral (25). Em todos os países, a percentagem de úlceras orais (UO) é de 92100%, de úlceras genitais (UG) de 57-93% e de lesões cutâneas de 38-99%, juntamente com envolvimento ocular de 29-100% e articular de 16-84%. As lesões do tipo eritema nodoso (EN) (15-78%) e as lesões papulopustulosas (PPL) (28-96%) são as lesões cutâneas mais frequentemente identificadas (26).

As úlceras aftosas orais apresentam-se habitualmente como defeitos dolorosos e bem circunscritos da mucosa, cobertos de fibrina e com um bordo hiperémico, que podem ocorrer após um traumatismo local ou uma intervenção dentária (27). Na maioria dos casos, a OA desaparece espontaneamente no prazo de 1 a 4 semanas e reaparece em intervalos de dias a meses. A OA pode ser classificada em: (1) menores (mais comuns): <1cm de diâmetro, (1-5 em número), rasos, circundados por dor leve, um halo eritematoso, cicatrizando sem cicatriz em 4-14 dias; (2) maiores (menos frequentes): >1cm de diâmetro, 1-10 em número, morfologicamente idênticas, mais dolorosas, persistentes e podem curar com cicatriz em 2-6 semanas; ou (3) herpetiforme (a menos comum): 2-3mm de diâmetro, culturas recorrentes de numerosas úlceras pequenas e dolorosas, que podem tornar-se contíguas (14).

A segunda manifestação mais comum da DB são as úlceras genitais, que ocorrem em 57% a 96% dos doentes. Por conseguinte, a ulceração genital é uma manifestação chave da doença que tem um impacto crucial na qualidade de vida dos doentes com DB. As úlceras genitais são normalmente encontradas nas mulheres nos grandes lábios, na vulva, no períneo ou na pele perianal. Nos homens, as úlceras são observadas principalmente no escroto, menos frequentemente no eixo do pénis e raramente na ponta do pénis (28).

As lesões papulopustulares (LPP) são a manifestação cutânea mais típica da DB. As LPP são observadas em 30-96% dos casos com esta doença e são vistas no tronco, nádegas, extremidades e menos frequentemente na face. A definição de LPP do ISG menciona lesões papulares numa base eritematosa e que progridem para pústulas estéreis, embora as lesões papulopustulosas da acne também sejam consistentes com esta definição, tornando este critério impraticável no diagnóstico da DB durante o período da juventude (29). As investigações relataram que as LPP são mais prevalentes em doentes com teste cutâneo de puntura (TPC) positivo e artrite. As lesões do tipo eritema nodoso e pseudofoliculite são as manifestações cutâneas mais frequentes. As LPP e os nódulos acneiformes podem manifestar-se em todo o corpo e, ocasionalmente, estão associados aos folículos pilosos (30).

As lesões de eritema nodoso (EN) ocorrem num terço dos doentes, afectando normalmente os membros inferiores. A face, as nádegas e o pescoço também podem ser afectados. A presença de vasculite nos exames histopatológicos é uma caraterística que distingue a doença das lesões EN clássicas. As lesões desaparecem automaticamente em cerca de 2-3 semanas nos grupos étnicos pigmentados. No entanto, a recorrência ainda é comum (31).

O fenómeno de patergia foi descoberto em 1937 e rapidamente se tornou importante para o diagnóstico da DB. Este fenómeno é também designado por teste de patergia cutânea (SPT), que é uma hiper-reatividade cutânea não específica e é definido como um estado alterado da resposta tecidular a um traumatismo mínimo por punção com agulha, reflectindo uma resposta exacerbada do sistema imunitário inato. Quando ocorre uma reação superior a 2 mm, o teste é considerado positivo após 24-48 horas (32). A sensibilidade da patergia varia consoante os países. Na Turquia e no Japão, os doentes com DB têm 60-70% de positividade. No Norte da Europa e na América do Norte, é raramente observada em doentes com DB (33).

A prevalência do envolvimento ocular é de 30-70% nos doentes com DB (14). Os doentes do sexo masculino, com idade mais jovem no início e pior acuidade visual na apresentação, têm maior risco de perda visual ao longo do tempo. Pode causar cegueira em 25% dos casos (31). A uveíte anterior (UA) com hipópio é rara, transitória e com más consequências, e é normalmente identificada com vasculite retiniana grave. A AU pode manifestar-se com complicações de sinéquia e glaucoma e é observada apenas em cerca de 33% dos doentes com DB. Quase sempre, a uveíte posterior (UP) é constantemente observada em casos de envolvimento ocular. O envolvimento da retina com inflamação na UP pode levar a exsudados retinianos, trombose venosa, hemorragia, papiledema e doença macular. Em primeiro lugar, a coroide é afetada por lesões de necrose. Devido às recaídas frequentes e à recuperação parcial após o tratamento, o prognóstico é grave (30).

O tromboembolismo venoso (TV) desempenha um papel significativo na evolução da DB. A ocorrência de TV e o risco da sua recorrência entre os doentes com DB é elevado (34). De acordo com os dados publicados, o TV ocorre em 30% dos casos de DB (30). A TV pode afetar muitos locais diferentes, nomeadamente a veia cava inferior, a veia cava superior, os vasos supra-hepáticos, a artéria pulmonar e as cavidades cardíacas. A predisposição para trombose venosa na DB ainda é desconhecida.

Foi sugerido que a DB pode afetar vasos de qualquer tamanho e tipo. O principal local afetado é o sistema venoso e, na verdade, o tipo mais prevalente de envolvimento venoso é a tromboflebite superficial (TFB). Ocorre geralmente no sexo masculino e é sobretudo confundida com lesões do tipo EN. A TFB superficial é clinicamente significativa devido ao facto de a TFB superficial poder estar maioritariamente associada a outras formas de doença vascular na DB. Com base em algumas investigações, a prevalência de envolvimento vascular na DB, entre 2319 doentes, foi estimada em 14,3% e o sintoma vascular mais frequente foi o TFB superficial (53,3%) (35).

O envolvimento arterial é observado em 3-5% dos doentes com DB. A posição destas aftas arteriais é na aorta, artérias pulmonares, artérias renais e periféricas. O prognóstico dos aneurismas pulmonares é grave e estes podem romper-se inesperadamente (30).

O envolvimento cardíaco mais comum na DB inclui casos de miocardite, pericardite, endocardite, lesões valvulares, prolapso da válvula mitral, trombose intracardíaca, miocardiopatia, fibrose endomiocárdica e lesões da artéria coronária (31). Aproximadamente, todas as formas de envolvimento cardíaco (ou seja, angina de peito, enfarte do miocárdio, insuficiência cardíaca, pericardite, prolapso da válvula) foram observadas em doentes com DB. Além disso, três camadas de vasos sanguíneos, ou seja, a túnica íntima, a túnica média e a túnica adventícia, estão provavelmente envolvidas na doença. Também se observam, por vezes, miocardite, endocardite com insuficiência mitral ou aórtica, endocardite fibroblástica complicada por pericardite recidivante e trombose intramural ocasionalmente associada a envolvimento coronário. Além disso, ocorrem aneurismas/trombose das artérias coronárias que podem resultar em morte súbita (36).

A percentagem de prevalência do envolvimento articular é de 45-60% nos doentes com DB e inclui sobretudo artralgia, monoartrite ou poliartrite. A manifestação mais frequente é observada nos joelhos, seguida dos tornozelos, pulsos e cotovelos (37). Para além disso, a artralgia ocorre em 45% dos casos de DB e pode ser observada em doentes com DB (com ou sem inchaço, vermelhidão e hidroartrose). A espondiloartropatia, que está associada à positividade para o HLA-B27, foi identificada em 2% dos doentes com DB. Na maioria das vezes, as manifestações articulares ocorrem em conjunto com eritema nodoso e tromboflebite. Foi sugerido que os doentes com DB e artrite também têm mais lesões de acne (38).

As manifestações neurológicas ocorrem em 5-10% dos casos de DB, particularmente nos homens (31). Estas perturbações ocorrem frequentemente 1-10 anos após o início da doença e o envolvimento pode ser parenquimatoso (80% dos doentes têm envolvimento parenquimatoso do cérebro) e não parenquimatoso (ou seja, trombose venosa cerebral ou aneurisma arterial). A frequência de cefaleias crónicas em doentes com DB é elevada e está provavelmente associada a envolvimento neurológico. O líquido cefalorraquidiano (LCR) em doentes com DB é maioritariamente normal e pode apresentar níveis elevados de proteínas e um número aumentado de neutrófilos e/ou linfócitos. Além disso, podem desenvolver-se sintomas psiquiátricos que consistem em alterações da personalidade, tais como défice cognitivo, perda de memória, depressão, ansiedade e síndrome pseudobulbar. O seu prognóstico é desfavorável, mas é provável que ocorra uma recuperação com uma terapia rápida e agressiva com fármacos imunossupressores (39).

O envolvimento gastrointestinal está presente em 3-26% dos doentes com DB. Estudos recentes demonstraram que a frequência do envolvimento gastrointestinal atinge os 30% entre os doentes japoneses e coreanos com DB, em comparação com 1% a 2% nos países da bacia mediterrânica que consistem na Turquia e entre 5% e 20% nos países europeus (40). A inflamação e a ulceração da mucosa ocorrem em todo o trato gastrointestinal e o íleo é a parte mais frequentemente afetada do trato GI. O esófago, o cólon ascendente e o cólon transverso podem ser menos afectados. As caraterísticas clínicas incluem anorexia, vómitos, dispepsia, diarreia, melena e dor abdominal (37).

As manifestações pulmonares têm-se desenvolvido em 0,3-18% dos doentes com DB (41). As principais caraterísticas do envolvimento pulmonar incluem aneurismas da artéria pulmonar, trombose arterial e venosa, enfarte pulmonar, pneumonia recorrente, pneumonia organizada por bronquiolite obliterante e pleurisia (42). Os derrames pleurais raramente ocorrem e resultam frequentemente em embolias ou aumento da incidência de infecções. O envolvimento renal é observado raramente em doentes com DB. A epididimite desenvolve-se em 4-11% dos doentes e é ocasionalmente recorrente. Foi relatado que a orquite (geralmente bilateral) e a epididimite afectam 2,4-28% dos casos masculinos de DB (41).

Vários estudos recentes demonstraram que os factores genéticos desempenham um papel significativo no desenvolvimento da DB. Estima-se que a frequência de casos familiares seja de 10 a 50 %, o que depende do país e da idade de início (38). Além disso, há muito que está provado que os genes do complexo principal de histocompatibilidade (MHC) têm um papel importante na patogénese da DB. Recentemente, estudos de associação de todo o genoma (GWAS) mostraram uma associação entre a DB e outros genes putativos (43).

A proteína HLA, HLA-B51, que é codificada pelo HLA-B no MHC, é conhecida como o fator de risco genético mais forte para a doença de Behçet. Está localizada no locus MHC no cromossoma 6p (44). A região do MHC inclui os genes relacionados com a cadeia MHC de classe I (MIC-A e MIC-B). Com base em algumas investigações, existe uma associação entre a DB e um alelo MICA*009. De facto, o MICA é identificado em células stressadas, tais como células tumorais ou infectadas por vírus (45). Foi sugerido que existem associações independentes adicionais com posições na região do MHC de classe I. Em particular, o HLA-B*15, o HLA-B*27, o HLA-B*57 e o HLA-A*26 foram considerados factores de risco independentes quando os alelos protectores HLA-B*49 e HLA-A*03 no contexto da DB (46). O fator de necrose tumoral (TNF) é uma citocina pró-inflamatória importante que tem um papel fundamental na imunopatogénese da doença de Behçet (DB). O nível sérico de TNF está aumentado nos doentes com DB (47). O TNF é adjacente ao HLA-B e codificado na região de classe III do complexo HLA. Com base em investigações recentes, o TNF tem um papel posicional e funcional no aparecimento e na progressão da DB. Uma meta-análise recente sugeriu que existe uma relação entre os polimorfismos do gene do TNF (incluindo 1031 C, -238 A, -857 T) e o risco de DB (48).

As citocinas desempenham um papel importante na fisiopatologia da doença de Behçet, especialmente os diferentes genes não-MHC que codificam citocinas (como para IL-1b, IL-6, IL-8, IL-10, IL-12, IL-17, IL-18, IL-23 e fator de crescimento transformador [TGF]-β), quimiocinas (por exemplo CCR1-CCR3, CCR5), receptores de membrana celular (TNFRSF1A, TLR2, 4, 7, 9), proteínas imunoreguladoras (IRF1, IRF5, CTLA-4, NF-jB), proteínas extracelulares (como ICAM-1, MMP-9), proteínas envolvidas no stress oxidativo (glutationa transferase e mieloperoxidase) (49), e outros, incluindo os de IL23R-I, IL12RB2, STAT4, KLRC4, ERAP1, TNFAIP3, DEFA1, NEMO, MEVF, NOD2, TLR4 e FUT2, foram considerados em várias investigações - com consequências contraditórias (46).

Os estudos de associação do genoma (GWAS) forneceram múltiplos loci para doenças inflamatórias e tornaram-se uma ferramenta importante para ajudar os investigadores a compreender a variação humana e o papel que as variantes genéticas desempenham na doença (50). As GWAS indicam catálogos imparciais de genes envolvidos na doença humana, utilizando plataformas de genotipagem de elevado rendimento e a análise de polimorfismos de nucleótido único (SNP) que constituem grande parte da diferença genética de 0,1% nos genomas humanos (51). Evidências recentes mostraram que os GWASs sobre a DB foram realizados em vários grupos étnicos, consistindo em populações japonesas, chinesas, coreanas, turcas e iranianas (43).

A DB tem uma distribuição geográfica invulgar e é observada em todo o mundo, mas a sua ocorrência é mais elevada no Médio Oriente, na região mediterrânica e na Ásia. Alguns autores sugeriram que existe uma associação entre o HLA-51 e a distribuição geográfica peculiar da DB. Na sua maioria, os doentes com DB não têm uma história familiar com um modelo de herança mendeliana. Para além disso, a taxa de risco de recorrência entre irmãos foi elevada em doentes com DB e descobriu-se que a antecipação genética nas crianças (sob a forma de um início mais precoce da doença) em comparação com os seus pais ocorreu em 84% das famílias (52).

O fator de risco genético mais forte, que tem sido repetidamente associado à predisposição para a DB, é o HLA-B51. Foi referido que a contribuição da região HLA representa quase 20% do componente genético desta doença (53). Verificou-se uma associação entre os polimorfismos do TNF e o HLA-B*5701 com a suscetibilidade à doença em caucasianos do Reino Unido. Além disso, foi identificado um forte desequilíbrio de ligação entre as moléculas MICA-TM e determinados alelos do locus HLA-B na DB (54).

Foram identificados vários genes fora da região do MHC que sugerem estar envolvidos na patogénese da DB. Estes genes são responsáveis pela codificação do ICAM-1, do fator de coagulação V e da óxido nítrico sintase endotelial (eNOS). Além disso, foi sugerido que as mutações no gene da febre mediterrânica (MEFV) (originalmente ligado à FMF) eram factores de suscetibilidade genética adicionais na DB (55). Outro fator que está associado ao envolvimento intestinal na DB inclui a variação do número de cópias (CNV) do gene DEFA1 que codifica a α-defensina-1. Além disso, foram identificados casos familiares de DB com lesões intestinais correlacionados com mutações NEMO (56). Em doentes japoneses com DB, existe uma associação entre a DB e alelos na região promotora do TNF, incluindo TNF*B1 e TNF*B2. Foi identificada a associação entre estes alelos e a elevada produção de TNF pelos monócitos, sendo estes alelos mais frequentes em doentes com DB. Além disso, é referido que vários genes estão associados à suscetibilidade à DB por GWAS, incluindo os genes IL23R, STAT e IL-10. Os polimorfismos da aminopeptidase 1 do retículo endoplasmático (ERAP1) são factores de risco herdados recessivamente apenas em indivíduos HLA-B5$^+$ que possivelmente afectam a atividade enzimática e a especificidade peptídica da enzima. Os polimorfismos da ERAP1 manifestaram o papel significativo dos péptidos carregados na ranhura de ligação ao antigénio do HLA-B 51(57).

Em alguns casos de DB, foi identificada a síndrome mielodisplásica (SMD) e a anemia aplástica. A anemia aplástica é raramente registada na DB intestinal (58). A DB foi observada em associação com a SMD, normalmente na presença de trissomia 8. Os mecanismos auto-imunes têm provavelmente um papel fundamental no desenvolvimento de doenças hematopoiéticas, como a SMD e a anemia aplástica (59).

De um modo geral, a inibição de lesões irreversíveis nos órgãos (especialmente durante a fase ativa inicial da doença de Behçet) deve ser o principal objetivo do tratamento da DB. O principal objetivo do tratamento em doentes com DB deve basear-se na aparência clínica e na(s) localização(ões) afetada(s) num determinado doente. A escolha do tratamento é limitada pelo défice de ensaios de tratamento de elevada qualidade. Ainda não existe cura para a doença de Behçet, embora alguns dos tratamentos possam ajudar a reduzir o risco de complicações graves. É essencial um acompanhamento rigoroso do doente para diminuir a inflamação associada à doença e evitar complicações. Os imunossupressores são um tipo de medicação que reduz a atividade do sistema imunitário. Quando os imunossupressores são selecionados como tratamento específico, o verdadeiro tratamento escolhido baseia-se principalmente no(s) órgão(s) envolvido(s) e na gravidade do envolvimento, na frequência das recorrências, na duração da doença, na idade de início e no sexo. Por exemplo, para as ulcerações orais e genitais isoladas com sintomas ligeiros, os corticosteróides tópicos são eficazes em ambas, especialmente na fase inicial da doença. Tal como mencionado anteriormente, os tratamentos que regulam a rede de citocinas, como a azatioprina, a ciclosporina, os corticosteróides ou os anticorpos monoclonais anti-TNF-α (mAb), proporcionam algumas novas formas de controlar a doença (60).

A azatioprina apresenta um efeito anti-inflamatório, pelo que suprime as respostas imunitárias celulares e humorais. A azatioprina, um derivado da mercaptopurina, inibe a síntese do anel de purina e é essencial para a proliferação de células, incluindo leucócitos e linfócitos. Representa um tratamento eficaz e seguro em doentes com DB com uveíte grave, úlceras orais e genitais e para tratar outras doenças auto-imunes para além da DB, como a artrite reumatoide (AR), o pênfigo, o lúpus eritematoso sistémico (LES), a dermatite atópica, a miastenia gravis, etc. Além disso, pode ser utilizada como agente poupador de esteróides no tratamento de doenças inflamatórias intestinais (DII, como a doença de Crohn e a colite ulcerosa) e da esclerose múltipla (EM). Uma investigação recente sobre o efeito da azatioprina na molécula sinalizadora bacteriana, o di-GMP cíclico, sugeriu que a azatioprina é um inibidor da transformilase do ribótido de 5-aminoimidazole-4-carboxamida (AICAR), uma enzima envolvida na biossíntese das purinas, o que sugere que a perturbação dos pools de nucleótidos intracelulares resulta provavelmente na inibição da biossíntese do di-GMPc pela azatioprina (61). A azatioprina é um pró-fármaco que é metabolizado em 6-MP (6-mercapto purina) através da diminuição da glutationa e de outras composições que contêm tiol e, posteriormente, transformado enzimaticamente em ácido 6-tiourico, 6-metil-MP e 6-tioguanina (6-TG). Além disso, a 6-MP é metabolizada de forma análoga às purinas naturais, produzindo trifosfato de tioguanosina (TGTP) e trifosfato de tio-desoxiguanosina (TdGTP), embora monofosfato de tioinosina (TIMP). Enquanto este último é metilado em MeTIMP, este actua como o inibidor correto da síntese de purinas, bloqueando a amidofosforibosiltransferase. O próprio TGTP está interligado com o ARN, além disso, o TGTP interage com o Rac1 de ligação ao GTP e, por conseguinte, impede a regulação das células T activadas com Bcl-Xl, levando-as à apoptose. Para além destes resultados baseados no ADN/ARN, a azatioprina impede os efeitos a jusante da co-estimulação do CD28, um processo essencial para a ativação das células T (62). A azatioprina é eficaz no controlo da progressão da síndrome de Behçet, principalmente através do impacto nas células em proliferação, como as células T e B, pelo que pode reduzir os sintomas da DB.

A ciclosporina (ciclosporina A, CsA) tem sido amplamente utilizada desde a década de 1980 e tem sido a primeira linha de terapia nas últimas três décadas com sucesso. Apresenta propriedades imunossupressoras e é eficaz no controlo da inflamação. O aspeto atrativo do tratamento com CsA baseia-se nos seus efeitos sobre a via da calcineurina/NFAT. Eventualmente, estes efeitos levam a impedir a transcrição de genes de citocinas em células T activadas, que consistem nos genes para IL-2 e IL-4 (63). Foi sugerido que a CsA - através da formação de um composto com a ciclofilina - inibe a atividade fosfatásica da calcineurina, que gere a translocação nuclear e a subsequente ativação dos factores de transcrição NFAT (64).

Os corticosteróides (mineralo e glucocorticóides) são agentes anti-inflamatórios e o seu mecanismo de ação a nível celular tem influência na síntese proteica, afectando a transcrição dos genes. Acredita-se que os esteróides tópicos impedem as células da pele de produzir vários químicos causadores de inflamação e modificam as funções das células epidérmicas, células dérmicas e leucócitos que precipitam em doenças cutâneas proliferativas e inflamatórias. Os receptores de corticosteróides estão presentes no citoplasma. Atravessam a membrana celular e, em seguida, estes complexos organizam-se no núcleo e ligam-se ao ADN, em primeiro lugar para os genes que codificam as proteínas da família STAT, factores de transcrição pró-inflamatórios, bem como NF-kB e AP-1. Foi recomendado que diversos mecanismos estão envolvidos nestes eventos de sinalização e, em última análise, têm impacto na atividade de diferentes cinases, como AKT, PI3K e diferentes formas de MAPK (65). Além disso, a produção da glicoproteína lipocortina é estimulada pelos corticosteróides. A lipocortina inibe a atividade da fosfolipase A2, diminuindo assim a organização/libertação do ácido araquidónico, precursor dos prostanóides e leucotrienos. Estas acções dos corticosteróides no metabolismo do ácido araquidónico e na formação de citocinas acabam por aumentar os significativos efeitos anti-inflamatórios, imunossupressores e antimitogénicos particulares que os consideram benéficos para o tratamento da DB (66).

O infliximab é um agente anti-TNF-α monoclonal quimérico (25% murino, 75% humano) e é eficaz na indução da remissão das manifestações mucocutâneas, gastrointestinais e oculares graves da DB. Descobriu-se que o infliximab actua através da neutralização do TNF-α solúvel e liga-se às formas transmembranares do TNF-α, diminuindo assim os níveis regulares de ligação do TNF-α aos receptores (67). Além disso, a utilização de infliximab inibe a promoção da diferenciação das células TH17 pelo TNF-α. As investigações recomendaram que a prevenção deste tipo de diferenciação provavelmente protege os doentes com DB da inflamação ocular grave (68).

Para além dos agentes acima referidos, a vitamina D, para além da sua função crítica na homeostase do cálcio, é um dos factores significativos na modulação do sistema imunitário através da regulação da produção de citocinas inflamatórias e da prevenção da proliferação de células pró-inflamatórias, ambas importantes para a patogénese das doenças inflamatórias. A insuficiência ou deficiência de vitamina D contribui para uma série de doenças auto-imunes/inflamatórias, como a AR, o LES, a DII e a EM. *In vivo*, os efeitos do tratamento com 1,25-(OH)2-D3 em doentes com EM e AR mostram que os níveis de células T-helper (TH) auto-imunes e a intensidade das suas respostas relacionadas com as células são reduzidos (69). Estudos clínicos demonstraram que a deficiência de vitamina D é comum em doentes com DB e que o tratamento com 1,25-(OH)2-D3 conduz a uma melhoria das complicações e manifestações da AR, EM e DB (70). Devido ao papel crítico das alterações nos receptores de vitamina D e na incidência de DB e à importância de preservar os níveis de vitamina D em doentes com DB, a suplementação de vitamina D tem sido cada vez mais apreciada (71).

A pentoxifilina é um derivado da metil-xantina que tem diversos efeitos anti-inflamatórios através do aumento da deformabilidade e da quimiotaxia dos leucócitos, da redução da adesão dos leucócitos endoteliais, da redução da degranulação dos neutrófilos e da libertação de superóxidos, da redução da produção de TNF derivado dos monócitos, da redução da reatividade dos leucócitos à interleucina 1 (IL-1) e ao TNF, da inibição da ativação dos linfócitos T e B e da redução da atividade das células assassinas naturais. Considera-se que a pentoxifilina tem provavelmente efeito noutras citocinas inflamatórias, como a inibição da IL-1 e da IL-6. Pode ser uma opção de tratamento eficaz em doentes com DB, quando outros imunossupressores não são bem sucedidos ou estão contra-indicados (72). Por outro lado, foi referido que a pentoxifilina pode ser utilizada como alternativa a alguns agentes que bloqueiam o TNF (73). Com base em alguns estudos *in vitro*, os investigadores, ao utilizarem linfócitos/granulócitos isolados de doentes com DB, consideraram que a utilização de pentoxifilina poderia levar à prevenção da expansão celular, à regulação negativa da expressão do recetor de TNF e à desgranulação induzível da perforina. A pentoxifilina influencia todos os factores responsáveis pela viscosidade do sangue e o primeiro efeito hemorreológico da pentoxifilina deve-se ao aumento da deformabilidade dos glóbulos vermelhos e à redução da viscosidade do sangue (74).

A dapsona e a talidomida são outros produtos para o tratamento da DB que têm sido menos conhecidos. A dapsona diaminodifenil sulfona (DDS) é um medicamento anti-infecioso com propriedades anti-inflamatórias. Inibe a atividade quimiotáctica reforçada da mieloperoxidase dos neutrófilos e/ou da peroxidase dos eosinófilos e leva à redução dos danos nos tecidos que provavelmente ocorrem durante os eventos inflamatórios. A dapsona pode ser utilizada em combinação com a rifampicina e a clofazimina colchicina para tratar a lepra ou prevenir a toxoplasmose em indivíduos imunocomprometidos. Além disso, pode levar à supressão da produção de ácido hipocloroso pelos granulócitos e da formação de espécies reactivas de oxigénio, à diminuição da atividade dos neutrófilos e também impede a transdução de sinal induzida por quimioatraentes nos granulócitos (75).

A talidomida é um agente imunomodulador e os seus mecanismos de ação não são totalmente claros. Previne a produção de TNF-α nos monócitos e diminui a sua atividade. A talidomida pode desempenhar um papel significativo na regulação imunitária dos subgrupos Th1 e Th2. É capaz de alterar a proporção de células T-helper e T-supressoras circulantes, reduzindo os níveis das primeiras e aumentando os das segundas, modulando assim as funções das células T. Além disso, o fármaco inibe a quimiotaxia e a fagocitose dos leucócitos, resultado associado à redução da produção da cadeia β da integrina. Por conseguinte, esta ação diminui o potencial de danos nos vasos sanguíneos/vasculatura do tipo geralmente observado em doentes com DB (76).

As células estaminais são outro elemento de grande interesse para o tratamento imunomodulador da DB. As células estaminais mesenquimais (MSC) são células estaminais não hematopoiéticas e multipotenciais que têm capacidades imunossupressoras nos sistemas imunitários inato e adquirido (77). É possível que as MSC migrem para tecidos danificados e inibam a secreção de citocinas pró-inflamatórias e de mais agentes imunomoduladores. Com base em várias investigações, a utilização de MSC pode ter valor terapêutico no tratamento de diversas doenças auto-imunes, como a diabetes, o lúpus eritematoso, a artrite reumatoide, a doença de Crohn, a esclerose sistémica, a osteoartrite, etc. (78). Esta crença deve-se ao facto de as MSC terem a capacidade de reprimir as respostas imunitárias, mantendo as células dendríticas (DC) num estado imaturo e suprimindo as células NK através de factores solúveis, como o TGF-β e a prostaglandina E2 (PGE2). Além disso, podem suprimir as funções das células T e B através da inibição da proliferação (79).

Em conclusão, a patogénese exacta da DB é pouco conhecida. Várias investigações indicaram que os factores genéticos são os principais contribuintes para a suscetibilidade à doença. Para além dos factores genéticos, os factores ambientais têm sido considerados eficazes na frequência da doença. A distribuição geográfica da DB ao longo da Rota da Seda é uma evidência que apoia a influência ambiental. Ao nível do sistema imunitário, a imunorregulação que envolve as células T gama delta (γδ) tem um papel fundamental na patogénese da DB. Estudos recentes demonstraram que o tratamento da DB se tornou muito mais bem sucedido devido aos avanços na compreensão da patogénese da DB.

Referências

1.   Salmaninejad A, Gowhari A, Hosseini S, Aslani S, Yousefi M, Bahrami T, et al. Genetics and immunodysfunction underlying Behçet's disease and immunomodulant treatment approaches. Jornal de Imunotoxicologia. 2017;14(1):137-51.

2.   Sibley C, Yazici Y, Tascilar K, Khan N, Bata Y, Yazici H, et al. Manifestações e atividade da síndrome de Behçet nos Estados Unidos e na Turquia - uma comparação de coortes transversais. The Journal of rheumatology. 2014;41(7):1379-84.

3.   Lee J, Kim S-S, Jeong H-J, Son C-N, Kim J-M, Cho Y-W, et al. Associação da qualidade do sono na doença de Behçet com a atividade da doença, depressão e qualidade de vida na população coreana. O jornal coreano de medicina interna. 2017;32(2):352.

4.   Davatchi F, Shahram F, Chams-Davatchi C, Shams H, Nadji A, Akhlaghi M, et al. Doença de Behçet: do Oriente para o Ocidente. Clinical rheumatology. 2010;29(8):823-33.

5.   Mahr A, Belarbi L, Wechsler B, Jeanneret D, Dhote R, Fain O, et al. Estudo de prevalência de base populacional da doença de Behçet: Diferenças por origem étnica e baixa variação por idade na imigração. Arthritis & Rheumatology. 2008;58(12):3951-9.

6.   Cho SB, Cho S, Bang D. New insights in the clinical understanding of Behçet's disease. Jornal médico de Yonsei. 2012;53(1):35-42.

7.   Papoutsis N, Abdel-Naser M, Altenburg A, Orawa H, Kotter I, Krause L, et al. Prevalência da doença de Adamantiades-Behçet na Alemanha e no município de Berlim: resultados de um inquérito a nível nacional. Reumatologia clínica e experimental. 2006;24(5 Suppl 42):S125.

8.   Geri G, Terrier B, Rosenzwajg M, Wechsler B, Touzot M, Seilhean D, et al. Critical role of IL-21 in modulating T H 17 and regulatory T cells in Behçet disease. Journal of Allergy and Clinical Immunology. 2011;128(3):655-64.

9.   Vitale A, Rigante D, Lopalco G, Selmi C, Galeazzi M, Iannone F, et al. Inibição da interleucina-1 na doença de Behçet. Jornal da Associação Médica de Israel. 2016;18(3-4):171-6.

10.   Htoon J, Nadig A, Hughes T, Yavuz S, DIRESKENELI H, SARUHAN-DIRESKENELI G, et al. IL18 polymorphism is associated with Behçet's disease but not lupus in patients from Turkey. The Journal of rheumatology. 2011;38(5):962-3.

11.   Hamzaoui K, Bouali E, Hamzaoui A. Interleukin-33 e doença de Behçet: Outra citocina entre outras. Human immunology. 2015;76(5):301-6.

12.   Molofsky AB, Savage AK, Locksley RM. Interleukin-33 in tissue homeostasis, injury, and inflammation. Immunity. 2015;42(6):1005-19.

13.   Kim DY, Cho S, Choi MJ, Sohn S, Lee E-S, Bang D. Immunopathogenic role of herpes simplex virus in Behçet's disease. Investigação genética internacional. 2013;2013.

14.   Mendes D, Correia M, Barbedo M, Vaio T, Mota M, Gonçalves O, et al. Doença de Behçet - uma revisão contemporânea. Journal of Autoimmunity. 2009;32(3):178-88.

15.   Demirkesen C, Tüzüner N, Şenocak M, Türkmen Y, Aki H, Kepil N, et al. Estudo comparativo da expressão de moléculas de adesão em lesões nodulares da síndrome de Behçet e outras formas de paniculite. American journal of clinical pathology. 2008;130(1):28-33.

16.   Mendoza-Pinto C, Garcia-Carrasco M, Jiménez-Hernàndez M, Hernàndez CJ, Riebeling-Navarro C, Zavala AN, et al. Etiopatogénese da doença de Behçet. Autoimmunity reviews. 2010;9(4):241-5.

17.   Ling E, Shubinsky G, Press J. Aumento da proporção de células T CD3+ CD4- CD8-duplamente negativas no sangue periférico de crianças com doença de Behçet. Autoimmunity reviews. 2007;6(4):237-40.

18.   Filik L, Biyikoglu I. Diferenciação da doença de Behçet das doenças inflamatórias intestinais: anticorpo anti-Saccharomyces cerevisiae e anticorpo anti-neutrófilo citoplasmático. Revista mundial de gastroenterologia: WJG. 2008;14(47):7271.

19.   Akkurt ZM, Bozkurt M, Uçmak D, Yüksel H, Uçak H, Sula B, et al. Serum cytokine levels in Behçet's disease. Jornal de análises clínicas laboratoriais. 2015;29(4):317-20.

20.   Eksioglu-Demiralp E, Direskeneli H, Kibaroglu A, Yavuz S, Ergun T, Akoglu T. Neutrophil activation in Behçet's disease. Reumatologia clínica e experimental. 2001;19(5; SUPP/24):S-19.

21.   Espinosa G, Font J, Tàssies D, Vidaller A, Deulofeu R, López-Soto A, et al. Envolvimento vascular na doença de Behçet: relação com factores trombofílicos, ativação da coagulação e trombomodulina. The American journal of medicine. 2002;112(1):37-43.

22. La Regina M, Orlandini F, Prisco D, Dentali F. Homocisteína na doença vascular de Behçet. Arteriosclerose, trombose e biologia vascular. 2010;30(10):2067-74.

23. Davatchi F. Critérios de diagnóstico/classificação da doença de Behçet. Investigação em patologia internacional. 2011;2012.

24. Davatchi F, Shahram F, CHAMS-DAVATCHI C, Shams H, Nadji A, Akhlaghi M, et al. How to deal with Behçet's disease in daily practice. Revista Internacional de Doenças Reumáticas. 2010;13(2):105-16.

25. Mumcu G, Alibaz-Oner F, Oner SY, Ozen G, Atagündüz P, inanç N, et al. Atividade da úlcera oral na doença de Behçet: A fraca adesão à medicação é um fator de risco subestimado. Vascular. 2017;64:19.4.

26. Alpsoy E, Zouboulis CC, Ehrlich GE. Lesões mucocutâneas da doença de Behçet. Jornal médico de Yonsei. 2007;48(4):573-85.

27. Altenburg A, El-Haj N, Micheli C, Puttkammer M, Abdel-Naser MB, Zouboulis CC. O tratamento das úlceras aftosas orais crónicas recorrentes. Deutsches Arzteblatt International. 2014;111(40):665.

28. Senusi A, Seoudi N, Bergmeier LA, Fortune F. Genital ulcer severity score and genital health quality of life in Behçet's disease. Revista Orphanet de doenças raras. 2015;10(1):117.

29. Gündüz O. Avaliação histopatológica da doença de Behçet e identificação de novas lesões cutâneas. Investigação em patologia internacional. 2011;2012.

30. Saadoun D, Asli B, Wechsler B, Houman H, Geri G, Desseaux K, et al. Resultado a longo prazo das lesões arteriais na doença de Behçet: uma série de 101 doentes. Medicine. 2012;91(1):18-24.

31. Scherrer MAR, Rocha VB, Garcia LC. Doença de Behçet: revisão com ênfase nos aspectos dermatológicos. Anais Brasileiros de Dermatologia. 2017;92(4):452-64.

32. Alpsoy E. Behçet's disease: a comprehensive review with a focus on epidemiology, etiology and clinical features, and management of mucocutaneous lesions. The Journal of dermatology. 2016;43(6):620-32.

33. Seyahi E, Ugurlu S, Cumali R, Balci H, Ozdemir O, Melikoglu M, et al., editores. Atherosclerosis in Behçet's syndrome. Seminários em artrite e reumatismo; 2008: Elsevier.

34. Boban A, Lambert C, Hermans C. Tratamento bem sucedido e prevenção secundária de trombose venosa secundária à doença de Behçet com Rivaroxaban. Relatos de casos em hematologia. 2016;2016.

35. Sarica-Kucukoglu R, Akdag-Kose A, Kayabali M, Yazganoglu KD, Disci R, Erzengin D, et al. Envolvimento vascular na doença de Behçet: uma análise retrospetiva de 2319 casos. Revista Internacional de Dermatologia. 2006;45(8):919-21.

36. Geri G, Wechsler B, Isnard R, Piette J-C, Amoura Z, Resche-Rigon M, et al. Spectrum of cardiac lesions in Behçet disease: a series of 52 patients and review of the literature. Medicine. 2012;91(1):25-34.

37. Zeidan MJ, Saadoun D, Garrido M, Klatzmann D, Six A, Cacoub P. Fisiopatologia da doença de Behçet: uma revisão contemporânea. Destaques da Autoimunidade. 2016;7(1):4.

38. Koné-Paut I. A doença de Behçet nas crianças, uma visão geral. Reumatologia Pediátrica. 2016;14(1):10.

39. Mat MC, Sevim A, Fresko i, Tüzün Y. A doença de Behçet como uma doença sistémica. Clínicas em dermatologia. 2014;32(3):435-42.

40. Hatemi I, Esatoglu SN, Hatemi G, Erzin Y, Yazici H, Celik AF. Caraterísticas, tratamento e

resultados a longo prazo do envolvimento gastrointestinal na síndrome de Behçet: um estudo observacional em conformidade com o estroboscópio de um centro multidisciplinar dedicado. Medicine. 2016;95(16).

41.   Khairallah M, Accorinti M, Muccioli C, Kahloun R, Kempen JH. Epidemiologia da doença de Behçet. Imunologia e inflamação ocular. 2012;20(5):324-35.

42.   Hamzaoui K, Berraies A, Kaabachi W, Ammar J, Hamzaoui A. Pulmonary manifestations in Behçet disease: impaired natural killer cells activity. Medicina respiratória multidisciplinar. 2013;8(1):29.

43.   Kappen JH, Medina-Gomez C, van Hagen PM, Stolk L, Estrada K, Rivadeneira F, et al. Estudo de associação de todo o genoma numa série de casos mistos revela a IL12A como um novo candidato na doença de Behçet. PloS one. 2015;10(3):e0119085.

44.   de Chambrun MP, Wechsler B, Geri G, Cacoub P, Saadoun D. New insights into the pathogenesis of Behçet's disease. Autoimmunity reviews. 2012;11(10):687-98.

45.   Wallace GR. HLA-B* 51 o risco primário na doença de Behçet. Actas da Academia Nacional de Ciências. 2014;111(24):8706-7.

46.   Takeuchi M, Kastner DL, Remmers EF. A imunogenética da doença de Behçet: Uma revisão exaustiva. Journal of autoimmunity. 2015;64:137-48.

47.   Shaker OG, Tawfic SO, El-Tawdy AM, El-Komy MH, El Menyawi M, Heikal AA. Expressão de TNF-α, APRIL e BCMA na doença de Behçet. Jornal de pesquisa em imunologia. 2014;2014.

48.   Touma Z, Farra C, Hamdan A, Shamseddeen W, Uthman I, Hourani H, et al. Polimorfismos do TNF em doentes com doença de Behçet: uma meta-análise. Arquivos de investigação médica. 2010;41(2):142-6.

49.   Belguendouz H, Lahmar-Belguendouz K, Messaoudene D, Djeraba Z, Otmani F, Hakem D, et al. As citocinas modulam as interações "Imuno-Metabolismo" durante a doença de Behçet: Effect on Arginine Metabolism. Revista internacional de inflamação. 2015;2015.

50.   Ahola-Olli AV, Würtz P, Havulinna AS, Aalto K, Pitkanen N, Lehtimaki T, et al. Genomewide Association Study Identifies 27 Loci Influencing Concentrations of Circulating Cytokines and Growth Factors. The American Journal of Human Genetics. 2017;100(1):40-50.

51.   Jorde LB, Wooding SP. Variação genética, classificação e "raça". Nature genetics. 2004;36:S28-S33.

52.   Saleh Z, Arayssi T. Atualização sobre a terapia da doença de Behçet. Avanços terapêuticos em doenças crónicas. 2014;5(3):112-34.

53.   Conde-Jaldón M, Montes-Cano MA, Garcia-Lozano JR, Ortiz-Fernândez L, Ortego-Centeno N, Gonzàlez-León R, et al. Interação epistática de ERAP1 e HLA-B na doença de Behçet: um estudo de replicação na população espanhola. PloS one. 2014;9(7):e102100.

54.   Zhang J, Liao D, Yang L, Hou S. Associação entre o MICA-TM funcional e a doença de Behçet: Uma Revisão Sistemática e Meta-análise. Relatórios científicos. 2016;6:21033.

55.   Ayesh S, Abu-Rmaileh H, Nassar S, Al-Shareef W, Abu-Libdeh B, Muhanna A, et al. Análise molecular das mutações do gene MEFV em doentes palestinianos com doença de Behçet. Scandinavian journal of rheumatology. 2008;37(5):370-4.

56.   Ahn JK, Cha H-S, Lee J, Jeon CH, Koh E-M. Correlação da variação do número de cópias do gene DEFA1 com o envolvimento intestinal na doença de Behçet. Journal of Korean medical science. 2012;27(1):107-9.

57.   Gül A, editor Patogénese da doença de Behçet: caraterísticas auto-inflamatórias e mais além. Seminários em imunopatologia; 2015: Springer.

58.   Ahn J, Cha H-S, Koh E-M, Kim S-H, Kim Y, Lee C-K, et al. Doença de Behçet associada a insuficiência da medula óssea em doentes coreanos: caraterísticas clínicas e associação de ulceração intestinal e trissomia 8. Rheumatology. 2008;47(8):1228-30.

59.   Chung JW, Cheon JH, Lee KJ, Kim JS, Jang S-J, Yang WI, et al. Anemia aplástica com trissomia 8 e trissomia 9 na doença de Behçet intestinal. Jornal Coreano de Gastroenterologia. 2010;55(4):256-60.

60.   Alpsoy E. Nova abordagem de tratamento baseada em provas na doença de Behçet. Investigação em patologia internacional. 2011;2012.

61.   Antoniani D, Rossi E, Rinaldo S, Bocci P, Lolicato M, Paiardini A, et al. O fármaco imunossupressor azatioprina inibe a biossíntese da molécula sinalizadora bacteriana di-GMP cíclico, interferindo com a disponibilidade intracelular de nucleótidos. Applied microbiology and biotechnology. 2013;97(16):7325-36.

62.   Cara CJ, Pena AS, Sans M, Rodrigo L, Guerrero-Esteo M, Hinojosa J, et al. Revisão do mecanismo de ação dos fármacos à base de tiopurina: rumo a um novo paradigma na prática clínica. Medical science monitor. 2004;10(11):RA247-RA54.

63.   Kang H, Zhang D, Degauque N, Mariat C, Alexopoulos S, Zheng X. Efeitos da ciclosporina na tolerância ao transplante: The Role of IL-2. Revista americana de transplante. 2007;7(8):1907-16.

64.   Matsuda S, Koyasu S. Mechanisms of action of cyclosporine (Mecanismos de ação da ciclosporina). Immunopharmacology. 2000;47(2):119-25.

65.   Oakley RH, Cidlowski JA. The biology of the glucocorticoid recetor: new signaling mechanisms in health and disease (A biologia do recetor de glucocorticóides: novos mecanismos de sinalização na saúde e na doença). Jornal de Alergia e Imunologia Clínica. 2013;132(5):1033-44.

66.   Castiblanco C, Foster CS. Revisão da imunossupressão sistémica para a uveíte autoimune. Ophthalmology and therapy. 2014;3(1-2):17-36.

67.   Chiu W-C, Lai Y-P, Chou M-Y. Humanização e caraterização de um anticorpo monoclonal murino anti-TNF-α humano. PLoS One. 2011;6(1):e16373.

68.   Sugita S, Kawazoe Y, Imai A, Yamada Y, Horie S, Mochizuki M. Inhibition of Th17 differentiation by anti-TNF-alpha therapy in uveitis patients with Behçet's disease. Arthritis research & therapy. 2012;14(3):R99.

69.   Yin K, Agrawal DK. Vitamina D e doenças inflamatórias. Jornal de pesquisa de inflamação. 2014;7:69.

70.   Bancil AS, Poullis A, editores. O Papel da Vitamina D na Doença Inflamatória Intestinal. Cuidados de saúde; 2015: Instituto Multidisciplinar de Publicações Digitais.

71.   Kolahi S, Khabbazi A, Khodadadi H, Estiar M, Hajialiloo M, Emrahi L, et al. Vitamin D recetor gene polymorphisms in Iranian Azary patients with Behçet's disease. Scandinavian journal of rheumatology. 2015;44(2):163-7.

72.   Hassan I, Dorjay K, Anwar P. Pentoxifylline and its applications in dermatology. Revista online de dermatologia indiana. 2014;5(4):510.

73.   Li Y, Han Z, Wang X, Mo Z, Zhang W, Li A, et al. Terapia combinada de infliximab e talidomida para a doença de entero-Behçet refractária: relato de um caso. BMC gastroenterology. 2013;13(1):167.

74.   Accardo-Palumbo A, Ferrante A, Ciccia F, Cadelo M, Giardina A, Impastato R, et al. A pentoxifilina inibe a ativação de linfócitos T Vγ9/Vδ2 de pacientes com doença de Behçet ativa in vitro. Revista internacional de imunopatologia e farmacologia. 2007;20(3):601- 6.

75.   Wozel G, Blasum C. Dapsone in dermatology and beyond. Arquivos de investigação

dermatológica. 2014;306(2):103-24.

76.   Hassan I, Dorjay K, Anwar P. Thalidomide in dermatology: revisited. Revista indiana de dermatologia. 2015;60(2):213.

77.   Spaggiari GM, Moretta L. Cellular and molecular interactions of mesenchymal stem cells in innate immunity (Interações celulares e moleculares das células estaminais mesenquimais na imunidade inata). Immunology and Cell Biology. 2013;91(1):27-31.

78.   Maria AT, Maumus M, Le Quellec A, Jorgensen C, Noël D, Guilpain P. Adipose-derived mesenchymal stem cells in autoimmune disorders: state of the art and perspectives for systemic sclerosis. Revisões clínicas em alergia e imunologia. 2017;52(2):234-59.

79.   Ma S, Xie N, Li W, Yuan B, Shi Y, Wang Y. Immunobiology of mesenchymal stem cells (Imunobiologia das células estaminais mesenquimais). Cell Death & Differentiation. 2014;21(2):216-25.

Arash Salmaninejad, Seyedmojtaba Hosseini, Abolfazl Nesaei

Epidemiologia

A doença de Behçet foi inicialmente descrita pelo Professor Hulusi Behçet (1889-1948), um dermatologista e cientista turco. A doença de Behçet existe em todo o mundo, mas é mais frequente nos países ao longo da antiga Rota da Seda, que vai do Japão aos países do Médio Oriente e do Mediterrâneo. A prevalência mais elevada regista-se na Turquia. A doença de Behçet é uma doença inflamatória autoimune multissistémica de origem desconhecida caracterizada por uveíte recorrente, aftas orais, úlceras genitais ou lesões cutâneas(1, 2).

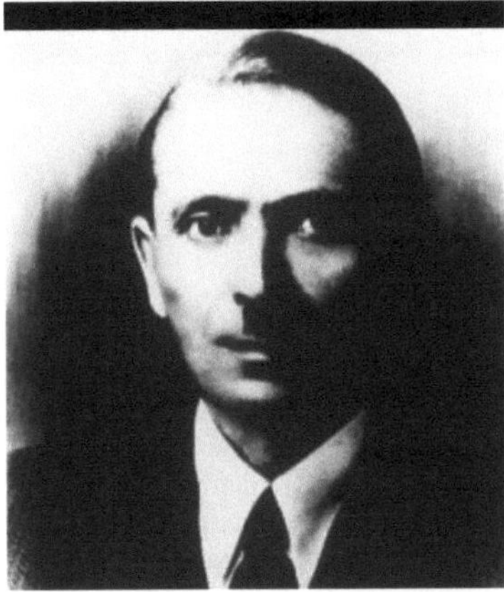

Figura 1- Retrato do Dr. Hulusi Behcet

A doença de Behçet começa normalmente com uma manifestação. A aftose oral é a primeira manifestação mais frequente e é observada em cerca de 82,1% dos doentes(3). Alguns meses ou vários meses mais tarde, surge uma segunda manifestação, mas, raramente, o tempo entre o início das manifestações primárias e secundárias pode demorar vários anos. Surgem outras manifestações clínicas, incluindo aftose genital (10%), uveíte (8,6%), vasculite da retina (0,3%), manifestações articulares (4,3%) e todas as outras manifestações em 7,5% dos casos(1).

Na figura 1, a prevalência da doença de Behçet é expressa em diferentes populações, mas é importante referir que a figura pode mudar com o passar do tempo e com o aparecimento de novos dados. Por duas razões, a prevalência pode alterar-se no futuro: A migração de países com uma elevada prevalência da doença de Behçet para países onde a prevalência desta doença é baixa. Um dos exemplos mais marcantes é o da Alemanha. Na Alemanha, a prevalência era de 0,72 por 100 000, mas em relatórios recentes a prevalência atingiu 7,9 por 100 000 devido à imigração de turcos da Turquia. Outra razão pode ser um melhor reconhecimento e notificação da doença por parte do médico e o encaminhamento destes doentes para centros especializados. No entanto, os factores ambientais são uma das causas mais importantes da prevalência da doença(1).

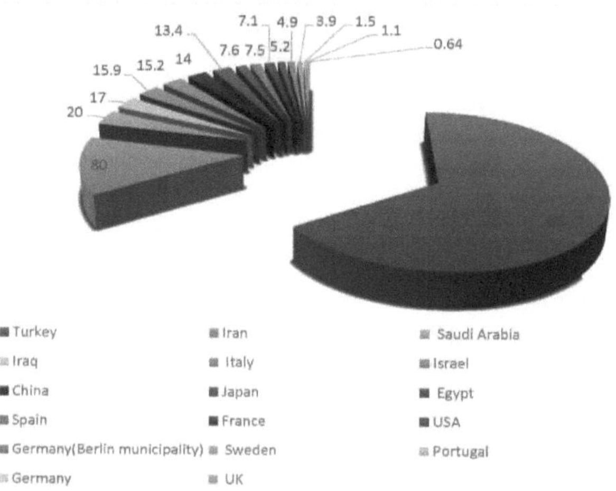

Figura 2 - Prevalência da síndrome de Behçet no mundo (por 100.000 habitantes)(1).

De acordo com os relatórios, os indivíduos que migram de áreas endémicas para áreas menos prevalentes têm um risco intermédio de desenvolver a doença (como os turcos que vivem na Alemanha)(4). Nos homens, a doença de Behçet é ligeiramente mais comum e a evolução clínica é mais grave do que nas mulheres. Têm um risco mais elevado de envolvimento ocular que pode levar à cegueira e a problemas cardiovasculares e neurológicos. Verificou-se que o eritema nodoso e as úlceras genitais são mais comuns nas mulheres, enquanto as lesões vasculares, os sinais oculares e as lesões pustulosas são mais graves nos homens(5, 6). O início precoce da doença pode piorar a evolução das caraterísticas clínicas(7, 8). Embora a DB possa surgir em qualquer idade, é geralmente observada na terceira ou quarta década de vida, sendo também raramente observada antes da puberdade e acima dos 50 anos de idade(9). A agregação familiar é observada em 1 a 18% dos pacientes, especialmente naqueles de origem turca, israelita e coreana(10).

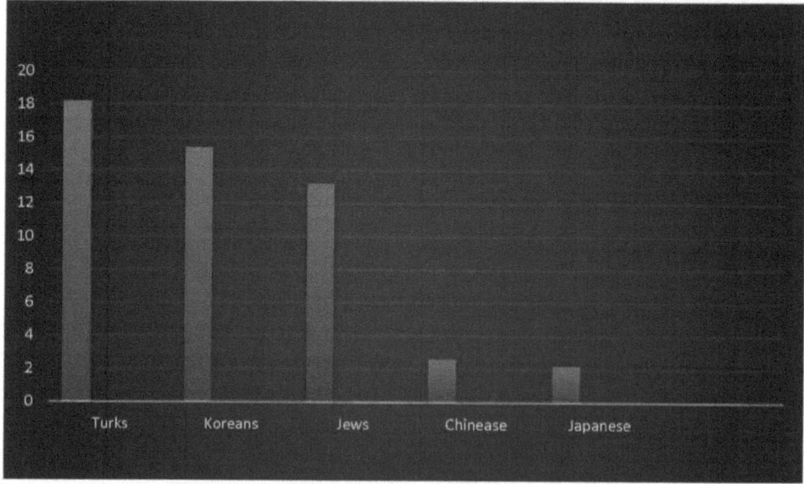

Figura 3: Agregação familiar em diferentes populações

Algumas manifestações clínicas variam consoante a região. Por exemplo, na Turquia, o envolvimento gastrointestinal é raro, mas é mais comum no Japão e é observado em 30% dos doentes nos EUA. Além disso, a "Patergia", a hiper-reatividade da pele a uma picada de agulha, é mais comum no Médio Oriente do que no norte da Europa e nos EUA(11, 12). O fenómeno de Pathergy é praticamente observado na síndrome de Behçet(13). Os relatórios iniciais dos países orientais mostram uma predominância masculina nos doentes com doença de Behçet, mas recentemente foi relatado que o rácio homem/mulher é muito mais próximo de um. As mulheres predominam nos países ocidentais(14). No Irão, na China e na Alemanha, os homens com DB eram mais numerosos do que as mulheres. No Japão, ambos os sexos sofrem igualmente de DB, enquanto as mulheres coreanas predominam(1).

Pela primeira vez, Ohno et al relataram a relação entre a SB e o HLA-B5, um sub-alelo do B5, em 1937(15). Cerca de 50-80% dos doentes com SB ao longo da antiga "Rota da Seda" têm HLA-B51, sendo a frequência de HLA-B51 de cerca de 25% na população em geral. Nos EUA e no Reino Unido, onde a EB é menos comum, a frequência do HLA-B51 entre os doentes é de cerca de 15% e na população em geral é de cerca de 2-8%(16, 17). A positividade do HLA B 51 está associada a uma doença mais grave(8). Sabe-se que o alelo HLA-B51 é mais frequente em doentes turcos e japoneses com DB. O HLA-Cx14 e o Cw15 são também mais comuns nestes grupos de doentes(18, 19).

A síndrome de Behçet é mais comum nos países situados ao longo da Rota da Seda. A doença de Behçet (DB) é um tipo de doença autoimune que afecta vários sistemas do corpo e as suas funções. Nesta doença, a primeira manifestação mais frequente é a aftose oral. A prevalência da doença de Behçet pode mudar ao longo do tempo devido à migração e a um melhor reconhecimento e notificação da doença. Os factores ambientais e genéticos são importantes para a prevalência da doença. As manifestações clínicas da doença podem variar em diferentes áreas. O fenómeno de Pathergy é praticamente observado na síndrome de Behçet. Foi determinado que existe uma relação entre a DB e o HLA- B51.

Referências

1.   Davatchi F, Chams-Davatchi C, Shams H, Shahram F, Nadji A, Akhlaghi M, et al. Doença de Behçet: epidemiologia, manifestações clínicas e diagnóstico. Revisão especializada de imunologia clínica. 2017;13(1):57-65.

2.   Yang Y, Wang Q, Xie M, Liu P, Qi X, Liu X, et al. A berberina exerce um papel anti-inflamatório na doença de Behçet ocular. Relatórios de medicina molecular. 2017;15(1):97-102.

3.   Davatchi F, Shahram F, CHAMS-DAVATCHI C, Shams H, Nadji A, Akhlaghi M, et al. Doença de Behçet no Irão: análise de 6500 casos. Revista Internacional de Doenças Reumáticas. 2010;13(4):367-73.

4.   Mendes D, Correia M, Barbedo M, Vaio T, Mota M, Gonçalves O, et al. Doença de Behçet - uma revisão contemporânea. Journal of Autoimmunity. 2009;32(3):178-88.

5.   Davatchi F, Shahram F, Chams C, Chams H, Nadji A, Jamshidi A, et al. The influence of gender on the frequency of clinical symptoms in Behçet's disease. Doença de Adamantiades-Behçet: Springer; 2004. p. 65-6.

6.   Bang D, Oh S, Lee K-H, Lee E-S, Lee S. Influência do sexo nos doentes com doença de Behçet na Coreia. Doença de Adamantiades-Behçet: Springer; 2004. p. 59-63.

7.   Tugal-Tutkun I, Onal S, Altan-Yaycioglu R, Altunbas HH, Urgancioglu M. Uveitis in Behçet disease: an analysis of 880 patients. Jornal americano de oftalmologia. 2004;138(3):373- 80.

8.   Tursen U, Gurler A, Boyvat A. Avaliação dos achados clínicos de acordo com o sexo em 2313 doentes turcos com doença de Behçet. Revista Internacional de Dermatologia. 2003;42(5):346-51.

9.   Alpsoy E, Zouboulis CC, Ehrlich GE. Lesões mucocutâneas da doença de Behçet. Jornal médico de Yonsei. 2007;48(4):573-85.

10.   Gül A, Inanç M, Ocal L, Aral O, Koniçe M. Agregação familiar da doença de Behçet9s na Turquia. Anais das doenças reumáticas. 2000;59(8):622-5.

11.   Yurdakul S, Tüzüner N, Yurdakul I, Hamuryudan V, Yazici H. Envolvimento gastrointestinal na síndrome de Behçet9s: um estudo controlado. Annals of the Rheumatic Diseases. 1996;55(3):208-10.

12.   Yazici Y. Manifestações clínicas e antecedentes étnicos de doentes com síndrome de Behçet numa coorte dos EUA. Arthritis Rheum. 2007;56:S502.

13.   Tüzün Y, Yazici H, Pazarli H, Yalcin B, Yurdakul S, Müftüoglu A. The usefulness of the nonspecific skin hyperreactivity (the pathergy test) in Behçet's disease in Turkey. Ata dermato-venereologica. 1979;59(1):77-9.

14.   Kenneth Calamia M, FACP, Conselho Consultivo Médico da ABDA. Resumo médico da doença de Behçet: associação americana da doença de Behçet; 08/01/2014 [Disponível em: http://www.behcets.eom/site/c.8oIJJRPsGcISF/b.9145655/k.993C/Medical Summary.htm.

15.   Ono S, Aoki K, Sugiura S, Nakayama E, Itakura K. HL-A5 e doença de Behçet. Lancet (Londres, Inglaterra). 1973;2(7842):1383.

16.   Kilmartin D, Finch A, Acheson R. Associação primária do HLA-B51 com a doença de Behçet na Irlanda. British Journal of Ophthalmology. 1997;81(8):649-53.

17.   Moore S, O'duffy J. Ausência de associação entre a doença de Behçet e os antigénios de classe II do complexo de histocompatibilidade principal num grupo de doentes caucasóides norte-americanos etnicamente diversificados. The Journal of rheumatology. 1986;13(4):771-3.

18.   Pay S, Şimşek İ, Erdem H, Dinç A. Imunopatogénese da doença de Behçet com especial ênfase no possível papel das células apresentadoras de antigénios. Rheumatology international. 2007;27(5):417-24.

19.   MIZUKI N. Genotipagem HLA-C de pacientes com doença de Behçet na população japonesa. Jornal Japonês de Cirurgia Oral e Maxilofacial. 1996;42(5):494-502.

Arash Salmaninejad, Arezoo Gowhari

Imunodisregulação no decurso do desenvolvimento/progressão da DB

Anticorpos em doentes com DB

Os anticorpos são importantes na patogénese da DB. Estudos anteriores demonstraram a presença de anticorpos específicos nos doentes com DB. Por isso, nesta secção, analisamos o papel dos anticorpos na DB.

A anexina V

As anexinas são proteínas intracelulares que se ligam às PLs. A anexina V ou A5 é um dos membros de um grupo de anexinas conhecido por se ligar à fosfatidilserina como caraterística das células apoptóticas(1, 2). A proteína ligada ao cálcio na anexina V encontra-se no citoplasma de várias células do tecido corporal, tendo uma semi-vida de 4 minutos no plasma, sendo rapidamente excretada pelo rim(3, 4). Os auto-anticorpos contra a anexina V podem ser detectados no sangue e nos fluidos corporais. Uma das funções da anexina V é a inibição da cascata de coagulação, que pode ser guiada pela competição com os factores de coagulação na ligação à fosfatidilserina(5, 6). A anexina V desempenha um papel na transmissão do sinal intracelular ao ligar-se ao domínio citoplasmático do VEGFR(7). Esta proteína é também essencial na biossíntese de triglicéridos e no desenvolvimento da obesidade(8).

A rutura do escudo de anexina V por anticorpos anti-PL pode levar a trombose na DB.

A medição dos anticorpos anti-anexina V nestes doentes pode ser utilizada para diagnosticar e estimar o risco de trombose vascular(9). A apoptose, enquanto processo fundamental na patogénese da DB, tem uma relação especial com as manifestações cutâneas, oculares e nervosas. É provável que a apoptose esteja associada à atividade da doença. A inflamação prolongada está associada a um aumento dos factores anti-apoptóticos e à resistência à apoptose(10).

Os níveis séricos de anticorpos anti-anexina V nos doentes com DB eram significativamente mais elevados do que nos controlos saudáveis. Outros estudos demonstraram que os níveis séricos deste anticorpo nos doentes com DB com envolvimento ocular, lesões cutâneas e perturbações neurológicas são significativamente mais elevados do que nos outros doentes com DB. Além disso, o nível de anticorpos anti-anexina V nos doentes com DB com uveíte, vasculite retiniana, conjuntivite e hipopionia foi mais elevado, mas não significativo, em comparação com os doentes que não apresentavam estas complicações. Para além disso, o nível deste anticorpo é significativamente mais elevado em pessoas com Xeroftalmia. Análises adicionais demonstraram que o nível deste anticorpo tinha uma relação significativa com a idade e a BDCAF, mas não com a duração da doença, a dose de esteróides e os exames laboratoriais(11). De acordo com os resultados obtidos no estudo que utilizou a anexina recombinante, a serorresposta dos doentes com DB à anexina A1 recombinante foi significativamente mais elevada do que a dos controlos saudáveis(12). É de salientar que a presença, a ausência e a coexistência independente de auto-anticorpos se mostraram associadas às anexinas A1 e A2 nos soros da DB. Por conseguinte, as anexinas A1 e A2 têm a mesma expressão imunogénica semelhante e estão associadas entre si, podendo ser consideradas como um novo alvo imunitário da DB na população chinesa Hans(12).

A anidrase carbónica (CA)

A anidrase carbónica é um membro das metaloenzimas que catalisa a conversão reversível do dióxido de carbono em bicarbonato. Esta enzima é essencial para a regulação do equilíbrio ácido-base. As funções fisiológicas e patológicas desta enzima incluem a transferência de dióxido de carbono, o ajuste do pH, a troca iónica, a formação de ácido gástrico, a perda óssea, a calcificação e a tumorigénese. Nos últimos anos, a presença de auto-anticorpos contra esta enzima foi identificada em algumas doenças auto-imunes, mas os seus mecanismos imunológicos são ainda desconhecidos.

Até ao momento, foram identificadas 16 isozimas que variam em termos de distribuição tecidular, atividade catalítica e resistência a inibidores(13). A CA1 e a CAII encontram-se habitualmente em quase todos os tecidos e são as isozimas mais proeminentes da família CA(14, 15). A presença de auto-anticorpos contra CA1 e CAII foi confirmada em muitas doenças auto-imunes e idiopáticas (13, 16, 17).

A presença de autoanticorpos anti-CAII foi comprovada em doenças como o lúpus eritematoso sistémico (LES) (28.5%), cirrose biliar primária (CBP) (25%), síndrome de Sjogren (SS) (62%), artrite reumatoide (27%), endometriose (70%), diabetes tipo I (65%), doença de Graves (25%), síndrome metabólica (16%) e uveíte anterior aguda (15,6%)(16-25). Para além disso, a presença de auto-anticorpos contra o IAC foi observada em algumas doenças como a doença de Graves (5%), a síndrome dos ovários poliquísticos (26%) e a uveíte anterior aguda (20%)(13, 20, 21).

A doença de Behçet (DB) é um tipo de doença inflamatória com níveis detectáveis de auto-anticorpos contra CAI e CAII. A prevalência de auto-anticorpos contra CAI e CAII nos doentes com DB é de 34% e 46%, respetivamente. Existe também uma relação significativa entre o nível de auto-anticorpos contra CAI e CAII nos doentes com DB(26). Esta condição ocorre devido à reação de cruzamento devido à homologia das enzimas que está presente noutras doenças como Graves, LES, SS e PBS(19, 23, 24).

Um epifenómeno secundário às alterações estruturais vasculares pode ser observado na sequência da elevada prevalência de auto-anticorpos anti-CAI, indicando a sua importância na regulação do tónus vascular(21). O CAII está presente em todos os tecidos, podendo atuar como antigénio alvo em muitas doenças auto-imunes associadas a tecidos e órgãos(14, 21). No entanto, a razão para o aumento da autoimunidade contra estas isozimas ainda não foi determinada. Iuchi et al. mostraram que os ratinhos com SOD-knockout estavam associados a um aumento de auto-anticorpos contra CAII, o que poderia ser o resultado de um aumento do stress oxidativo(27). O 4-Hydroxy-2-Nonenal (HNE) modifica as proteínas e altera as suas propriedades antigénicas. Uchida e colaboradores referiram que o CA II é um alvo para o HNE no seu estudo relacionado com eritrócitos(28). O ROS é um ativador fisiológico de muitos factores de transcrição, tais como citocinas pró-inflamatórias e moléculas de adesão celular que podem aparecer de forma importante na apoptose e nas reacções auto-imunes(29). O aumento das ERO e a subsequente peroxidação das proteínas foram comprovados na patogénese de muitas doenças auto-imunes(29, 30). O aumento dos auto-anticorpos contra CAI e CAII pode ser devido a danos elevados causados pelo stress oxidativo nestes doentes. O nível de auto-anticorpos contra CAI e CAII nos doentes com DB foi significativamente mais elevado do que nos controlos saudáveis. O nível elevado de autoanticorpos contra CAI e CAII pode ser um fator-chave na patogénese da DB(26).

A anti-fosfatidilserina:

A tromboflebite venosa superficial é um sintoma vascular comum na DB. Este sintoma é caracterizado por uma erupção semelhante a um eritema nodoso. A presença de anticorpos antifosfolípidos na DB foi comprovada. O título elevado de anticorpos IgM anti-fosfatidilserina do complexo protrombínico na DB foi confirmado com tromboflebite venosa superficial. Presume-se que existe uma relação entre os anticorpos antifosfolípidos e a tromboflebite venosa superficial na DB, que pode estar associada a manifestações vasculares(26).

1.   Rescher U, Gerke V. Annexins-unique membrane binding proteins with diverse functions. Journal of Cell Science. 2004;117(13):2631-9.

2.   Iaccarino L, Ghirardello A, Canova M, Zen M, Bettio S, Nalotto L, et al. Autoanticorpos anti-anexinas: o seu papel como biomarcadores de doenças auto-imunes. Autoimmunity reviews. 2011;10(9):553-8.

3.   Kennedy JR. Atenuando uma crise de células falciformes com anexina V. Hipóteses médicas. 2015;84(5):434-6.

4.   Jakubowska A, Kilis-Pstrusmska K. Importância da anexina V nas doenças renais. Postepy

higieny i medycyny doswiadczalnej (Online). 2015;69:153-7.

5.   Bouter A, Gounou C, Bérat R, Tan S, Gallois B, Granier T, et al. A Annexin-A5 montada em matrizes bidimensionais promove a reparação da membrana celular. Comunicações da natureza. 2011;2:270.

6.   Vermes I, Haanen C, Steffens-Nakken H, Reutellingsperger C. A novel assay for apoptosis flow cytometric detection of phosphatidylserine expression on early apoptotic cells using fluorescein labelled annexin V. Journal of immunological methods. 1995;184(1):39-51.

7.   Buckley S, Shi W, Xu W, Frey MR, Moats R, Pardo A, et al. Increased alveolar soluble annexin V promotes lung inflammation and fibrosis. European Respiratory Journal. 2015;46(5):1417-29.

8.   Seok H, Park HJ, Lee BW, Kim JW, Jung M, Lee SR, et al. Associação dos polimorfismos da anexina A5 com a obesidade. Biomedical reports. 2013;1(4):654-8.

9.   Aslan H, Pay S, Gok F, Baykal Y, Yilmaz M, Sengul A, et al. Auto-anticorpo contra a anexina V na doença de Behçet trombofílica. Rheumatology international. 2004;24(2):77-9.

10.   Todaro M, Zerilli M, Triolo G, Iovino F, Patti M, Accardo-Palumbo A, et al. O NF-κB protege as células T da doença de Behçet contra a apoptose induzida pelo CD95, regulando as proteínas antiapoptóticas. Arthritis & Rheumatology. 2005;52(7):2179-91.

11.   Emad Y, Sayed S, El-Azkalany GS, El-Fishawy HS, El Latif EA, Eissa AH. Relação dos anticorpos anti-anexina V com as manifestações e a atividade da doença em doentes com doença de Behçet. O Reumatologista Egípcio. 2017.

12.   Hussain M, Chen P, Mei G, Li Y, Du H. A expressão correlaciona-se entre os auto-anticorpos Annexin A1 e A2 em doentes com doença de Behçet. Relatórios de Biociências. 2017:BSR20170778.

13.   Menteşe A, Güven S, Sümer A, Turan İ, Demir S, Karahan SC, et al. Anticorpos séricos anti-carbónicos anidrase I e II e síndrome dos ovários poliquísticos. Turkish Journal of Biochemistry/Turk Biyokimya Dergisi. 2013;38(1).

14.   Sly WS, Hu PY. Anidrases carbónicas humanas e deficiências de anidrase carbónica. Revisão anual de bioquímica. 1995;64(1):375-401.

15.   Boztas M, Cetinkaya Y, Topal M, GU lc in Il, Menzek A, Sahin E, et al. Síntese e efeitos inibitórios das isoenzimas I, II, IX e XII da anidrase carbónica de derivados de dimetoxibromofenol que incorporam porções de ciclopropano. Jornal de química medicinal. 2014;58(2):640- 50.

16.   Inagaki Y, Jinno-Yoshida Y, Hamasaki Y, Ueki H. Um novo auto-anticorpo reativo com anidrase carbónica em soros de doentes com lúpus eritematoso sistémico e síndrome de Sjogren. Journal of dermatological science. 1991;2(3):147-54.

17.   Itoh Y, Reichlin M. Antibodies to carbonic anhydrase in systemic lupus erythematosus and other rheumatic diseases. Arthritis & Rheumatology. 1992;35(1):73-82.

18.   Alver A, ŞentLÎrk A, Çakirbay H, Menteşe A, Gokmen F, Keha EE, et al. Autoanticorpo da anidrase carbónica II e stress oxidativo na artrite reumatoide. Clinical biochemistry. 2011;44(17):1385-9.

19.   Alver A, Menteşe A, Karahan S, Erem C, Keha E, Arikan M, et al. Aumento de anticorpos anticarbonic anhydrase II em pacientes com doença de Graves. Experimental and clinical endocrinology & diabetes. 2007;115(05):287-91.

20.   Turk A, Aykut M, Akyol N, Kola M, Mentese A, Sumer A, et al. Serum Anti-carbonic Anhydrase Antibodies and Oxidant-Antioxidant Balance in Patients with Acute Anterior Uveitis. Imunologia e inflamação ocular. 2014;22(2):127-32.

21.   Alver A, Menteşe A, Erem C, Deger O, Koçak M, Keha EE. Autoanticorpos séricos de anidrase carbónica na síndrome metabólica. Diabetes e síndrome metabólica: Clinical Research & Reviews.

2009;3(4):211-3.

22.	Taniguchi T, Okazaki K, Okamoto M, Seko S, Tanaka J, Uchida K, et al. Elevada prevalência de auto-anticorpos contra a anidrase carbónica II e a lactoferrina na diabetes tipo 1: conceito de exocrinopatia autoimune e endocrinopatia do pâncreas. Pancreas. 2003;27(1):26-30.

23.	Invernizzi P, Battezzati P, Crosignani A, Zermiani P, Bignotto M, Del Papa N, et al. O anticorpo contra a anidrase carbónica II está presente na cirrose biliar primária (CBP), independentemente do estado do anticorpo antimitocondrial. Imunologia clínica e experimental. 1998;114(3):448.

24.	Kino-Ohsaki J, Nishimori I, Morita M, Okazaki K, Yamamoto Y, Onishi S, et al. Anticorpos séricos contra a anidrase carbónica I e II em doentes com pancreatite crónica idiopática e síndrome de Sjogren. Gastroenterology. 1996;110(5):1579-86.

25.	Kiechle FL, Quattrociocchi-Longe TM, Brinton DA. Anticorpos contra a anidrase carbónica em soros de doentes com endometriose. American journal of clinical pathology. 1994;101(5):611-5.

26.	Mentese A, Alver A, Demir S, Sumer A, Yaman SO, Karkucak M, et al. Anidrase carbónica I e II autoanticorpos na doença de Behçet. Ata Reumatológica Portuguesa. 2017(1).

27.	Iuchi Y, Okada F, Onuma K, Onoda T, Asao H, Kobayashi M, et al. O stress oxidativo elevado nos eritrócitos devido a uma deficiência de SOD1 causa anemia e desencadeia a produção de auto-anticorpos. Biochemical Journal. 2007;402(2):219-27.

28.	Uchida K, Hasui Y, Osawa T. Covalent attachment of 4-hydroxy-2-nonenal to erythrocyte proteins. The Journal of Biochemistry. 1997;122(6):1246-51.

29.	Mostafa GA, El-Hadidi ES, Hewedi DH, Abdou MM. Stress oxidativo em crianças egípcias com autismo: relação com a autoimunidade. Journal of neuroimmunology. 2010;219(1):114-8.

30.	Kannan S. Molecular basis of the drug resistance induced autoimmunity: a redox theory. Medical hypotheses. 2005;64(4):882-3.

Citocinas na DB

A doença de Behçet (DB) está entre as doenças auto-imunes devido ao extravasamento de linfócitos e neutrófilos para órgãos-alvo, ao aumento da secreção de imunoglobulinas, à formação de complexos imunes e à produção de proteínas de fase aguda(1). Os resultados da avaliação do perfil de citocinas nos doentes com DB indicam o predomínio da libertação de citocinas TH1, o que provavelmente contribui para a ativação de neutrófilos e células endoteliais(2). As citocinas e os mediadores inflamatórios podem regular o processo da doença. O estudo do perfil de citocinas nos doentes com DB nas fases ativa e de remissão da doença aumenta respetivamente as citocinas TH1 e TH2. A fase ativa é caracterizada pelo aumento de IL6, IL10, IL17, IL12, IL18 e IFN-gama. Estudos *in vitro* mostraram que a percentagem de células T secretoras de IFN-gama contendo CD40L na DB ativa era superior à dos controlos saudáveis (2, 3).

Podem surgir mais células comprometidas com Th1 devido ao microambiente das células T CD4+ na DB ativa em comparação com os doentes com DB em remissão e os controlos saudáveis(2).

Esta secção abordará o estudo dos padrões de citocinas nos doentes com DB.

IL1:

Os níveis elevados de IL1 têm sido detectados desde 1990 nos doentes com DB(4). A IL1 é uma citocina pró-inflamatória que induz a resposta de fase aguda, ativa as células endoteliais e expressa moléculas de adesão celular e factores de coagulação(5). No líquido sinovial de doentes com DB, o aumento do nível de IL1-β foi substancialmente confirmado(6). Os polimorfismos genéticos podem desempenhar um papel no aumento da produção de IL1. A sensibilidade à DB está aumentada nos portadores dos haplótipos IL-1A-889C e IL-1B + 5887T. Os indivíduos homozigóticos (CC na IL-1A -889 e TT na IL-1B +5887) correm um risco duas vezes superior de desenvolver DB(7). De acordo com estudos anteriores, a utilização de um antagonista dos receptores IL1 (como o Anakinra (ANA)) pode ser considerada como um agente terapêutico na DB. Além disso, a utilização de Anakinra como antagonista do recetor IL1 humano pode ter resultados eficazes nos doentes com DB que são resistentes ao tratamento com glucocorticóides e DMARDS(8). Por outro lado, a utilização de inibidores da IL1 também pode ser eficaz na doença. Recentemente, agentes biológicos como o anticorpo monoclonal anti-IL-1β de imunoglobulina G1 humana (IgG1) (canakinumab- CAN) e o anticorpo anti-IL-1β humanizado recombinante gevokizumab são considerados como um possível regime terapêutico no tratamento da DB(9). Os dados obtidos com os resultados da utilização destes agentes biológicos são encorajadores. O tratamento com anakinra (ANA) e canakinumab (CAN) no tratamento da uveíte associada à DB mostrou resultados eficazes no controlo da inflamação ocular em casos resistentes e de longa duração(10).

TNF-α:

O TNF-α é uma citocina pró-inflamatória com muitas funções nas respostas imunitárias e provavelmente responsável pelas reacções inflamatórias recorrentes nos doentes com DB. A concentração sérica desta citocina aumenta significativamente nos doentes com DB, levando alegadamente à deterioração clínica(11). As células T γδ activadas nos doentes com DB produzem uma quantidade incremental desta citocina em comparação com os controlos saudáveis(12). Os estudos sobre o polimorfismo no gene do TNF-α mostraram que -1031C, -238A e -857T são factores de risco para a DB(13). A terapia com anticorpos monoclonais anti-TNF-α pode ser promissora na melhoria das manifestações clínicas da DB, especialmente na uveíte (14-16). Foram registadas várias citocinas pré-inflamatórias após a utilização de infliximab (anticorpo monoclonal anti-TNF-α murino quimérico humano), o que pode sugerir um possível papel das citocinas no início ou desenvolvimento da doença. Um estudo realizado em 2017 mostrou que o uso de anti-TNF-α leva à indução de respostas clínicas em 100% dos pacientes e remissão completa em 78% dos pacientes. Estes agentes biológicos podem ser utilizados como uma opção de tratamento alternativa nos doentes com DB que não responderam aos tratamentos imunossupressores convencionais(17). A terapêutica com inibidores do TNF-α previne a diferenciação das células T nos doentes com uveíte com DB(18). Os estudos *in vitro* mostraram uma diminuição da produção de IL-17 a partir da linha celular Th17 tratada com infliximab ou de novas células TCD4 dos doentes com DB tratados com infliximab. Além disso, o RORγt nestas células está reduzido, pelo que o TNF-α é necessário para diferenciar Th17 nos doentes com DB. As células TCD4 expostas ao infliximab podem ser diferenciadas em células Treg que podem suprimir a atividade de outras células T (18, 19).

IL6:

A IL6 é outra citocina pró-inflamatória importante na regulação das respostas imunitárias. Foi encontrada uma produção anormal de IL6 em muitas doenças auto-imunes e reacções inflamatórias crónicas(20). Embora a DB seja uma doença derivada de Th1, muitos estudos demonstraram que a concentração sérica de IL6 é mais elevada nos doentes com DB do que nos controlos saudáveis. A IL6 aumenta a diferenciação das células TH2, a inibição da produção de IFN-gama e a diferenciação das células TH1(21). Foi comprovado um aumento das concentrações plasmáticas e da expressão do ARNm da IL-6 nos doentes com DB, especialmente na fase ativa da doença(22). A IL6 também desempenha um papel importante no envolvimento do sistema nervoso central na DB. Em 1992, investigadores chineses relataram que a concentração de IL6 aumentou no LCR de doentes chineses com DB que se encontravam na fase ativa da doença com envolvimento do sistema nervoso central, tendo a concentração destas citocinas diminuído com a melhoria dos sintomas(23, 24). Os estudos genéticos indicaram uma correlação entre a DB e o polimorfismo na IL6. Bowcock et al. encontraram quatro tamanhos diferentes no produto de PCR do número variante de repetições em tandem (VNTR) na região 3' não traduzida da IL6 (IL-6vntr), denominados IL-6 vntr A, B, C e D. O genótipo IL6-VNTR difere significativamente do genótipo dos doentes e dos controlos, de acordo com os resultados relatados por Chang et al.

O tocilizumab (um anticorpo monoclonal contra o recetor da IL-6) tem sido alvo de estudos limitados com o pressuposto de que poderia ser eficaz no tratamento da DB do SNC(27). Um estudo de 2014 relatou que o tocilzumab intravascular em três mulheres com DB com uveíte resistente a fármacos imunossupressores e fármacos biológicos anti-TNF reduziu a inflamação ocular nas três doentes(28). Outro estudo recomendou a utilização de tocilizumab (4-12 mg/kg a cada 2-4 semanas) nos doentes com DB resistentes ao tratamento ou com recorrência (28-30).

IL17:

A IL17 é outra citocina pró-inflamatória que pode induzir a produção de outras citocinas pró-inflamatórias, quimiocinas recrutadoras de neutrófilos, factores de crescimento e moléculas de adesão celular. A concentração sérica de IL17 e a contagem de células Th17 nos doentes com DB na fase ativa foram significativamente mais elevadas do que nos doentes com DB na fase de remissão(2, 31). Hamzaoui et al. registaram um aumento da população de células Th17 e da sua capacidade de produzir IL17 nos doentes com DB na fase ativa, apesar da diminuição da expressão do RORγt mRNA. Existe uma relação positiva entre a concentração sérica de IL17 nos doentes com DB ativa, a ESR e a CRP(32). O STAT4 é necessário para o desenvolvimento de TH17 ativado com IL23. Um estudo funcional mostrou que o polimorfismo de nucleótido único no STAT4 está associado à patogénese da DB e pode afetar a expressão do STAT4 e a produção de IL17. O haplótipo IL-17A está positivamente associado ao risco de DB intestinal(33).

Foi encontrada uma relação positiva entre o haplótipo IL17A e o risco de DB intestinal, sendo que o haplótipo IL23R protegeu contra o desenvolvimento da doença. De acordo com um estudo realizado na população coreana, concluiu-se que o eixo IL-17/23 tem um papel significativo na patogénese da DB intestinal devido às interações de SNPs específicos de IL17A, IL23 Rs e STAT4 para modular a suscetibilidade à DB intestinal(34).

O secukinumab (anticorpo monoclonal humano que se liga à IL-17A) pode neutralizar os sinais a jusante que resultam na ativação de neutrófilos e macrófagos(35, 36). Um estudo SHEILD (ensaio de fase III, aleatorizado, controlado por placebo e multicêntrico) avaliou 118 doentes com uveíte por DB aos quais foi administrado secukinumab por via subcutânea numa dose de 300 mg durante 2 ou 4 semanas. Os resultados iniciais indicaram uma redução da uveíte recorrente ou da pontuação de turvação vítrea nos doentes. Infelizmente, foram obtidos resultados imprevisíveis nos resultados deste estudo. Por conseguinte, o secukinumab não é atualmente utilizado para os doentes com DB com uveíte(37).

IL23:

A IL23 é uma citocina notável na diferenciação de Th17. Os estudos *in vivo* demonstraram que o IL23R é indispensável para a diferenciação final das células produtoras de IL17. A IL23 é essencial para a preservação e diferenciação de Th17 mesmo na ausência de TGFB(38). De acordo com resultados anteriores, a concentração sérica de IL23 está aumentada nos doentes com DB com uveíte e existe uma relação significativa entre a IL23 e a atividade da doença. Além disso, foi registado um aumento da expressão do ARNm da IL-23 p19 nas lesões do tipo eritema nodoso nos doentes com DB. Os resultados sugerem que a via IL23/IL17 desempenha um papel no mau funcionamento imunológico na DB (38-40). Outros estudos também demonstraram o elevado nível de produção de IL23 a partir de PBMCs humanas na fase ativa da DB(41).

Zhengxuan Jiang et al. encontraram uma forte associação de um SNP da IL-23R, rs17375018, com a DB, uma vez que os genótipos mais propensos à DB são influenciados por rs11209032 AA e rs17375018 GG da IL-23R e que a DB pode ser protegida pelo haplótipo AGCG(42).

IL33:

A IL33 é um novo membro da família IL1, que é essencial na regulação das respostas imunitárias e da doença vascular inflamatória. Um estudo realizado em 2017 mostrou que o nível sérico de IL33 era significativamente mais elevado nos doentes com DB do que nos controlos saudáveis. Nos doentes com DB ativa e artrite, o nível sérico de IL33 era mais elevado em comparação com o grupo de controlo, mas não era significativo. Os resultados de um estudo realizado em 2017 revelaram que a concentração de IL33 era significativamente mais elevada nos doentes com DB ativa em comparação com os doentes com DB inativa e os indivíduos de controlo. No entanto, não houve uma correlação significativa

entre a concentração dessas citocinas e proteínas de fase aguda, como a VHS e a PCR(43). Com base nos resultados de um estudo de 2015, os níveis de IL33 foram significativamente maiores nos pacientes com DB com lesões cutâneas (eritema nodoso e lesões acneiformes) e vasculite retiniana, e foi encontrada uma associação positiva entre o escore BDCAF e os níveis séricos de IL33(44). Por outro lado, um estudo realizado em 2017 não mostrou diferença significativa na concentração sérica de IL33 entre os doentes com DB e os controlos saudáveis. A concentração desta citocina nos indivíduos com TB ativa foi inferior à dos grupos de TB inativos e de controlo saudável. Os estudos genéticos examinaram o polimorfismo da IL33 e a sua associação com a DB. Não foram encontradas diferenças significativas nas distribuições genotípicas e alélicas dos polimorfismos nos genes rs1157505 e rs1929992. No entanto, foi observado um nível raro para as variantes TT dos polimorfismos rs7044343 e rs11792633, e o grupo com DB apresentou frequências alélicas T mais baixas destes polimorfismos em comparação com os controlos saudáveis. No seu estudo de coorte, a diminuição do risco de DB foi associada às variantes rs7044343 e rs11792633 do gene da IL-33, indicando o possível papel protetor da IL-33 na patogénese da DB(45).

IFN-γ:

O IFN-γ tem funções antivirais e antitumorais, desempenhando um papel na regulação da rede de citocinas, incluindo IL4, IL12 e IL10. É também considerada uma citocina pró-inflamatória devido à sua importância na atividade do TNF. O nível de IFN-γ está aumentado nos doentes com DB e uveíte(46). Ahn et al. referiram que o nível de IFN-γ no humor aquoso das câmaras anteriores do olho nos doentes com DB com uveíte era superior ao dos doentes com outras uveítes causadas por outras doenças(47). Ne et al. referiram que a contagem de células TCD4 de memória produtoras de IFN-γ e Th17 produtoras de IFN-γ estava aumentada nos doentes com DB em comparação com o grupo de controlo saudável. A concentração de IFN-γ no soro e no sobrenadante da cultura de células dos doentes com DB ativa apresentou um aumento significativo em comparação com o grupo de controlo(48). Os estudos genéticos mostraram que o SNP no IFN-γ UTR5644A estava significativamente associado à DB(49). A ciclosporina A (CsA) tem um efeito sobre a produção *in vivo* e *in vitro* de IL17 e IFN-γ. A CsA é utilizada para reduzir a frequência e a gravidade da inflamação intraocular na DB. Pode presumir-se que a eficácia da CsA na uveíte da DB se deve à inibição da produção de IL17 e IFN-γ(50).

IL12:

Esta citocina é frequentemente produzida pela célula apresentadora de antigénio, que desempenha um papel importante na diferenciação de células T naive em Th1(46). Estudos anteriores mostraram que os níveis séricos desta citocina aumentam nos doentes com DB em comparação com os controlos saudáveis(51). Os níveis de IL-12 aumentam na uveíte causada pela DB e por outras doenças, o que sugere que a IL-12 está aumentada em diferentes tipos de uveíte como uma citocina não específica(52).

IL18:

A IL-18 aumenta a resposta Th1 na presença da IL2 e da IL15 e desencadeia respostas Th2 na ausência da IL12(53). Foi demonstrado que os níveis séricos de IL-18 nos doentes com DB são mais elevados do que nos controlos saudáveis; mesmo a concentração sérica de IL-18 na fase de remissão é superior à das pessoas saudáveis. Além disso, os níveis de IL-18 estão associados à atividade da doença da DB. Estudos realizados nas fases ativa e inativa da doença mostraram que os níveis de IL-18 na fase de remissão são mais elevados do que na fase ativa(11, 54). Oztas et al. identificaram que o nível de IL-18 no soro de doentes com DB se elevou substancialmente e que a sua elevação está bem associada à elevação do TNFα, o que apoia indiretamente que as citocinas do tipo Th1 desempenham um papel dominante na doença(11). Musabak et al. referiram que a IL18 está associada à atividade da doença na DB e que o nível de IL18 na fase de remissão dos doentes é também mais elevado do que na população normal, o que demonstra o papel potencial da IL8 tanto na fase inicial como no estado de ativação inflamatória sustentada da doença(54). A IL18, juntamente com a IL2 e a IL4, pode aumentar a produção de IL4 e IL13 e alterar a resposta para Th2. Nos doentes com DB e artrite, a concentração de IL-18 está aumentada na fase de remissão, o que pode dever-se à mudança da resposta para Th2(53).

Foi relatada uma relação entre os polimorfismos no gene IL-18 e a suscetibilidade à DB relativamente ao local do promotor -607. Além disso, espera-se um maior risco de manifestações oculares nos doentes com DB com o genótipo GG na posição -137(55).

IL10:

A IL10 é uma citocina anti-inflamatória que inibe a produção de citocinas derivadas de TH1, inibindo as respostas Th1(40). Foi observado um aumento significativo do nível de IL10 nas lesões activas, no soro e nas culturas de PBMCs do doente com DB(56). A sobreexpressão de IL10 (aumento de 75 vezes) foi encontrada em amostras de biópsia obtidas de úlceras orais e genitais, lesões de pseudofoliculite e lesões no local do teste de patergia(57).

Ates et al. investigaram os SNP -1082G/A, -819C/T, -592C/A da IL10, que não tinham qualquer relação com a DB(58). No entanto, foram encontrados resultados contraditórios nos dois estudos GWAS mais recentes. Alguns dos genes de risco da DB foram identificados como rs1518111A, rs1800872A, rs1800871T, entre os quais o locus genético mais próximo destes três SNP reside no gene que codifica a IL10. Pode concluir-se que a expressão do gene IL-10 per se pode, de alguma forma, ser regulada por vários elementos a montante do gene IL10 (59, 60).

IL37:

Esta citocina tem um papel regulador nas respostas imunitárias inatas. A importância da IL37 no desenvolvimento da DB ainda não foi determinada, mas os estudos demonstraram um nível reduzido desta citocina no soro dos doentes com DB em comparação com os indivíduos saudáveis. Além disso, a expressão do ARNm da IL-37 nos doentes com DB é menor do que no controlo saudável. Esta redução também foi relatada para a IL37 na fase ativa da doença de DB, o que provavelmente indica a associação da IL37 com a gravidade da doença(61, 62). Os estudos *in vitro* mostraram que a diminuição da produção de IL37 estava associada a um aumento da produção de IL1B, IL6 e TNF-α a partir das células PBMC estimuladas por LPS, assim como a adição da IL37 recombinante inibe significativamente a maior produção de citocinas inflamatórias(61, 62). A IL37 nos doentes com DB tem um efeito inibidor mais elevado na produção de IL17 do que nos controlos saudáveis. As DCs tratadas com IL37 recombinante inibem significativamente a resposta das células Th1 e Th17. Estudos demonstraram que a utilização de esteróides em doses elevadas pode levar a um aumento da produção de IL37. O retorno da IL37 ao nível normal nos doentes com DB pode reduzir os sintomas da doença e estar associado à fase de remissão(61).

De acordo com um estudo realizado por Ye et al., o rIL-37 inibiu significativamente a produção de espécies reactivas de oxigénio (ROS) e melhorou a produção de IL-27 relacionada com uma ativação desregulada da proteína quinase activada por mitogénio (MAPK) nas DCs(61). É de salientar que as DCs tratadas com rIL-37 mostraram um efeito inibidor significativo na resposta de citocinas Th1 e Th17. O mau funcionamento das CD pode dever-se à diminuição da expressão do gene da IL-37 nos doentes com DB ativa(63).

IL2:

Foi observado um aumento do nível de IL2 nos doentes com uveíte, o que pode indicar o papel potencial desta citocina na patogénese da uveíte causada pela DB. Um estudo (2016) não encontrou diferenças significativas no nível de IL2 nas lágrimas e no soro de pessoas com DB e no controlo saudável. Também não existe qualquer relação entre a atividade da doença e o nível desta citocina. O daclizumab (anticorpo monoclonal contra a subunidade alfa do recetor de IL-2) é utilizado nos doentes com uveíte e é bem tolerado pelos doentes. No entanto, os dados obtidos nos doentes com uveíte causada por DB que receberam este anticorpo monoclonal são duplos, uma vez que Bague mostrou que a utilização deste anticorpo monoclonal no tratamento da uveíte causada por DB tem menos eficácia do que o placebo(52).

IL32:

A IL32 é uma citocina pró-inflamatória que induz a produção de outras citocinas inflamatórias, como a IL8 e o TNF-alfa. Os níveis séricos de IL32 eram significativamente mais elevados nos doentes com DB do que nos controlos saudáveis. No entanto, não existe uma diferença significativa nos níveis séricos desta citocina entre os doentes com DB nas fases ativa e inativa da doença, embora seja mais elevada na fase ativa(64).

Referências:

1.   Evereklioglu C, Er H, Türkoz Y, Çekmen M. Os níveis séricos de TNF-α, sIL-2R, IL-6 e IL-8 estão aumentados e associados a uma peroxidação lipídica elevada em doentes com doença de Behçet. Mediators of inflammation. 2002;11(2):87-93.

2.   Hamzaoui K, Hamzaoui A, Guemira F, Bessioud M, Hamza MH, Ayed K. Perfil de citocinas em doentes com doença de Behçet. Scandinavian journal of rheumatology. 2002;31(4):205-10.

3.   Frassanito MA, Dammacco R, Cafforio P, Dammacco F. Polarização Th1 da resposta imunitária na doença de Behçet: Um papel patogénico putativo da interleucina-12. Arthritis & Rheumatology. 1999;42(9):1967-74.

4.   HAMZAOUI K. Produção de TNF-alfa e IL-1 na doença de Behçet ativa. J Rheumatol. 1990;17:1428-9.

5.   Dinarello CA. Base biológica da interleucina-1 na doença. Blood. 1996;87(6):2095-147.

6.   Pay S, Erdem H, Pekel A, Simsek I, Musabak U, Sengul A, et al. Citocinas pró-inflamatórias

sinoviais e a sua correlação com a expressão da metaloproteinase-3 da matriz na doença de Behçet. Será que a interleucina-1β desempenha um papel importante na sinovite de Behçet? Rheumatology International. 2006;26(7):608-13.

7.   Karasneh J, Hajeer A, Barrett J, Ollier W, Thornhill M, Gul A. Association of specific interleukin 1 gene cluster polymorphisms with increased susceptibility for Behçet's disease. Rheumatology. 2003;42(7):860-4.

8.   Botsios C, Sfriso P, Furlan A, Punzi L, Dinarello CA. Doença de Behçet resistente que responde à anakinra. Annals of Internal Medicine. 2008;149(4):284-6.

9.   Emmi G, Talarico R, Lopalco G, Cimaz R, Cantini F, Viapiana O, et al. Eficácia e perfil de segurança do tratamento com anti-interleucina-1 na doença de Behçet: um estudo retrospetivo multicêntrico. Clinical rheumatology. 2016;35(5):1281-6.

10.   Fabiani C, Vitale A, Emmi G, Lopalco G, Vannozzi L, Guerriero S, et al. Inibição da interleucina (IL)- 1 com anakinra e canakinumab na uveíte relacionada com a doença de Behçet: um estudo observacional retrospetivo multicêntrico. Clinical rheumatology. 2017;36(1):191-7.

11.   Oztas M, Onder M, Gurer M, Bukan N, Sancak B. Os níveis séricos de interleucina 18 e fator de necrose tumoral-α estão aumentados na doença de Behçet. Dermatologia clínica e experimental. 2005;30(1):61-3.

12.   Abdelmoktader A. Role of Cytokines in Behcets Disease (Papel das citocinas na doença de Behçet).

13.   Touma Z, Farra C, Hamdan A, Shamseddeen W, Uthman I, Hourani H, et al. Polimorfismos do TNF em doentes com doença de Behçet: uma meta-análise. Arquivos de investigação médica. 2010;41(2):142-6.

14.   Commodaro AG, Bueno V, Belfort R, Rizzo LV. Uveíte autoimune: as moléculas pró-inflamatórias associadas e a busca pela imunorregulação. Autoimmunity reviews. 2011;10(4):205-9.

15.   Kikuchi H, Aramaki K, Hirohata S. Efeito do infliximab na síndrome neuro-Behçet progressiva. Journal of the neurological sciences. 2008;272(1):99-105.

16.   Misumi M, Hagiwara E, Takeno M, Takeda Y, Inoue Y, Tsuji T, et al. Perfil de produção de citocinas em doentes com doença de Behçet tratados com infliximab. Cytokine. 2003;24(5):210-8.

17.   Adeeb F, Ng WL, Khan MU, Devlin J, Stack AG, Fraser AD. A utilização no mundo real de diferentes agentes anti-fator de necrose tumoral numa população do Norte da Europa de doentes com doença de Behçet. 2017.

18.   Sugita S, Kawazoe Y, Imai A, Yamada Y, Horie S, Mochizuki M. Inhibition of Th17 differentiation by anti-TNF-alpha therapy in uveitis patients with Behçet's disease. Arthritis research & therapy. 2012;14(3):R99.

19.   Ohno S, Nakamura S, Hori S, Shimakawa M, Kawashima H, Mochizuki M, et al. Eficácia, segurança e farmacocinética da administração múltipla de infliximab na doença de Behçet com uveoretinite refractária. The Journal of Rheumatology. 2004;31(7):1362-8.

20.   Lie J. Vascular involvement in Behçet's disease: arterial and venous and vessels of all sizes. 1992.

21.   Nalbant S, Sahan B, Durna M, Ersanli D, Kaplan M, Karabudak O, et al. Cytokine profile in Behçet uveitis. Bratisl Lek Listy. 2008;109(12):551.

22.   Koarada S, Haruta Y, Tada Y, Ushiyama O, Morito F, Ohta A, et al. Aumento da entrada de células T CD4+ na via efectora de citocinas Th1 durante a divisão das células T após estimulação na doença de Behçet. Rheumatology. 2004;43(7):843-51.

23.   Wang C, Chuang C, Chen C. Anticorpos anticardiolipina e interleucina-6 no líquido

cefalorraquidiano e no sangue de doentes chineses com síndrome de neuro-Behçet. Reumatologia clínica e experimental. 1992;10(6):599-602.

24.   Akman-Demir G, Tüzün E, içoz S, Yeşilot N, Yentür SP, Kürtüncü M, et al. Interleucina-6 na doença de neuro-Behçet: associação com subgrupos da doença e resultados a longo prazo. Cytokine. 2008;44(3):373-6.

25.   Bowcock AM, Ray A, Erlich H, Sehgal PB. Rapid detection and sequencing of alleles in the 3' flanking region of the interleukin-6 gene. Nucleic acids research. 1989;17(17):6855-64.

26.   Chang H, Jang W, Park S, Han S, Nam Y, Lee S, et al. Associação entre os polimorfismos do gene da interleucina 6 e a doença de Behçet na população coreana. Annals of the rheumatic diseases. 2005;64(2):339-40.

27.   Haghighi AB, Safari A. Tocilizumab pode ser uma potencial adição às nossas armas contra a doença de Behçet. Medical hypotheses. 2008;71(1):156-7.

28.   Calvo-Rio V, Beltrân-Catalân E, Blanco R, Hernandez M, Martinez-Costa L, Loricera J, et al. Tocilizumab na uveíte refractária a outros medicamentos biológicos: estudo de 3 casos e revisão da literatura. Reumatologia clínica e experimental. 2014;32(4 Suppl 84):S54-7.

29.   Hirano T, Ohguro N, Hohki S, Hagihara K, Shima Y, Narazaki M, et al. Um caso de doença de Behçet tratado com um anticorpo humanizado anti-recetor de interleucina-6, tocilizumab. Modern Rheumatology. 2012;22(2):298-302.

30.   Addimanda O, Pipitone N, Pazzola G, Salvarani C, editores. Tocilizumab para neuro-Behcet refratário grave: três casos de bloqueio de IL-6 em neuro-Behcet. Seminários em artrite e reumatismo; 2015: Elsevier.

31.   Moseley T, Haudenschild D, Rose L, Reddi A. Interleukin-17 family and IL-17 receptors. Cytokine & growth fator reviews. 2003;14(2):155-74.

32.   Hamzaoui K, Bouali E, Ghorbel I, Khanfir M, Houman H, Hamzaoui A. Expressão de Th- 17 e RORγt mRNA na doença de Behçet. Medical science monitor: revista médica internacional de investigação experimental e clínica. 2011;17(4):CR227.

33.   Hou S, Yang Z, Du L, Jiang Z, Shu Q, Chen Y, et al. Identificação de um locus de suscetibilidade no STAT4 para a doença de Behçet em chineses da etnia Han num estudo de associação de todo o genoma. Arthritis & Rheumatology. 2012;64(12):4104-13.

34.   Kim ES, Kim SW, Moon CM, Park JJ, Kim TI, Kim WH, et al. As interações entre os polimorfismos IL17A, IL23R e STAT4 conferem suscetibilidade à doença de Behçet intestinal na população coreana. Life sciences. 2012;90(19):740-6.

35.   Kolls JK, Lindén A. Interleukin-17 family members and inflammation. Immunity. 2004;21(4):467-76.

36.   Xu S, Cao X. Interleukin-17 and its expanding biological functions. Cellular & molecular immunology. 2010;7(3):164-74.

37.   Dick AD, Tugal-Tutkun I, Foster S, Zierhut M, Liew SM, Bezlyak V, et al. Secukinumab no tratamento da uveíte não infecciosa: resultados de três ensaios clínicos aleatórios e controlados. Ophthalmology. 2013;120(4):777-87.

38.   Habibagahi Z, Habibagahi M, Heidari M. Concentração elevada da forma solúvel da caderina endotelial vascular e da IL-23 no soro de doentes com doença de Behçet. Reumatologia moderna. 2010;20(2):154-9.

39.   Lew W, Chang J, Jung J, Bang D. Aumento da expressão do ARNm da interleucina-23 p19 em lesões semelhantes a eritema nodoso da doença de Behçet. British Journal of Dermatology. 2008;158(3):505-11.

40. Zhou Z, Chen S, Shen N, Lu Y. Cytokines and Behçet's disease. Autoimmunity reviews. 2012;11(10):699-704.

41. Chi W, Zhu X, Yang P, Liu X, Lin X, Zhou H, et al. Upregulated IL-23 and IL-17 in Behçet patients with active uveitis. Investigative ophthalmology & visual science. 2008;49(7):3058-64.

42. Jiang Z, Yang P, Hou S, Du L, Xie L, Zhou H, et al. O gene IL-23R confere suscetibilidade à doença de Behçet9s numa população chinesa Han. Anais das doenças reumáticas. 2010;69(7):1325-8.

43. Çerçi P, Altiner S, inai A, Kose K, Keskin G, Olmez Ü. Investigação do papel da IL-33 na patogénese da doença de Behçet. Ata Clinica Belgica. 2017:1-5.

44. Fawzy RM, Said EA, Mohamed SM, Fouad NA, Akl EM. Interleucina-33 sérica na doença de Behçet: A sua relação com a atividade da doença e as manifestações clínicas. A revista egípcia de imunologia. 2015;22(2):1.

45. Koca SS, Kara M, Deniz F, Ozgen M, Demir CF, Ilhan N, et al. Serum IL-33 level and IL- 33 gene polymorphisms in Behçet's disease. Rheumatology international. 2015;35(3):471-7.

46. Trinchieri G. Interleukin-12 and its role in the generation of TH1 cells. Immunology today. 1993;14(7):335-8.

47. Ahn JK, Yu HG, Chung H, Park YG. Intraocular cytokine environment in active Behçet uveitis. Jornal americano de oftalmologia. 2006;142(3):429-34. e1.

48. Na S, Park M, Park S, Lee E. Up-regulation of Th17 and related cytokines in Behçet's disease corresponding to disease activity. Reumatologia clínica e experimental. 2013;31(3 Suppl 77):32-40.

49. Alayli G, Aydin F, Çoban AY, Süllü Y, Cantürk F, Bek Y, et al. Polimorfismos das citocinas do tipo T helper 1: associação com a suscetibilidade à doença de Behçet. Clinical rheumatology. 2007;26(8):1299-305.

50. Chi W, Yang P, Zhu X, Wang Y, Chen L, Huang X, et al. A produção de interleucina-17 na doença de Behçet é inibida pela ciclosporina A. Molecular vision. 2010;16:880.

51. Belguendouz H, Messaoudene D, Hartani D, Chachoua L, Ahmedi M, Lahmar-Belguendouz K, et al. Effect of corticotherapy on interleukin-8 and-12 and nitric oxide production during Behçet and idiopathic uveitis. Journal francais d'ophtalmologie. 2008;31(4):387-95.

52. Sadeghi A, Davatchi F, Shahram F, Karimimoghadam A, Alikhani M, Pezeshgi A, et al. Serum Profiles of Cytokines in Behçet's Disease. Jornal de medicina clínica. 2017;6(5):49.

53. Choi B, Suh C-H, Kim H-A, Sayeed HM, Sohn S. The Correlation of CD206, CD209, and Disease Severity in Behçet's Disease with Arthritis. Mediadores de inflamação. 2017;2017.

54. Musabak U, Pay S, Erdem H, Simsek I, Pekel A, Dinc A, et al. Níveis séricos de interleucina-18 em doentes com doença de Behçet. A sua expressão está associada à atividade da doença ou a apresentações clínicas? Rheumatology international. 2006;26(6):545-50.

55. Hazzaa HH, Rashwan WA, Attia EA. Polimorfismos do gene IL-18 na estomatite aftosa vs. doença de Behçet numa coorte de doentes egípcios. Jornal de Patologia Oral e Medicina. 2014;43(10):746-53.

56. Guenane H, Hartani D, Chachoua L, Lahlou-Boukoffa O, Mazari F, Touil-Boukoffa C. Produção de citocinas Th1/Th2 e óxido nítrico na uveíte de Behçet e na uveíte idiopática. Journal français d'ophtalmologie. 2006;29(2):146-52.

57. Ben Ahmed M, Houman H, Miled M, Dellagi K, Louzir H. Envolvimento de quimiocinas e citocinas Th1 na patogénese das lesões mucocutâneas da doença de Behçet. Arthritis & Rheumatology. 2004;50(7):2291-5.

58. Ateş O, Dalyan L, Hatemi G, Hamuryudan V, Topal-Sarikaya A. Análises de genótipos funcionais de IL10 e TNF-α na síndrome de Behçet. Relatórios de biologia molecular. 2010;37(7):3637- 41.

59. Remmers EF, Cosan F, Kirino Y, Ombrello MJ, Abaci N, Satorius C, et al. Genome-wide association study identifies variants in the MHC class I, IL10, and IL23R-IL12RB2 regions associated with Behçet's disease. Nature Genetics. 2010;42(8):698-702.

60. Mizuki N, Meguro A, Ota M, Ohno S, Shiota T, Kawagoe T, et al. Genome-wide association studies identify IL23R-IL12RB2 and IL10 as Behçet's disease susceptibility loci. Nature Genetics. 2010;42(8):703-6.

61. Ye Z, Wang C, Kijlstra A, Zhou X, Yang P. Um possível papel para a interleucina 37 na patogénese da doença de Behçet. Medicina molecular atual. 2014;14(4):535-42.

62. Bouali E, Kaabachi W, Hamzaoui A, Hamzaoui K. A expressão da interleucina-37 está diminuída na doença de Behçet e está associada à inflamação. Immunology letters. 2015;167(2):87-94.

63. Pay S, Simsek I, Erdem H, Pekel A, Musabak U, Sengul A, et al. Subconjuntos de células dendríticas e sistema de interferão de tipo I na doença de Behçet: será que a anomalia funcional nas células dendríticas plasmocitóides contribui para a polarização Th1? Clinical and experimental rheumatology. 2007;25(4 Suppl 45):S34-40.

64. Ha YJ, Park JS, Kang Mi, Lee SK, Park YB, Lee SW. Aumento dos níveis séricos de interleucina-32 em pacientes com doença de Behçet. International Journal of Rheumatic Diseases. 2017.

Resposta imunitária na DB

A DB pode ser considerada como uma doença inflamatória sistémica crónica cuja causa é ainda desconhecida. Esta doença é caracterizada por manifestações como lesões mucocutâneas, aneurismas arteriais, trombose venosa, úlceras intestinais, artrite, lesões pulmonares e lesões no sistema nervoso central(1). As evidências mostram que a função anormal da resposta imunitária inata e adaptativa desempenha um papel importante na criação da DB(2). A DB é considerada uma das doenças dependentes das células T. Na DB, os mecanismos imunológicos através da ativação de várias células e citocinas causam inflamação. A IL-6 e o TNF-α são citocinas inflamatórias, cujos níveis séricos em doentes com DB aumentam significativamente em comparação com indivíduos de controlo saudáveis(3). Estudos efectuados em ratos com DB utilizando a sequência sintética de siRNA da IL-6 revelaram que o nível de produção da proteína IL-6 é reduzido em condições *in vitro*. Esta diminui através da redução da produção de IL-6 em ratinhos com DB; pode dizer-se que este ato é realizado através do bloqueio de TH17 e da regulação positiva das células reguladoras(4). Durante a fase ativa da DB, as células infiltrantes segregam uma variedade de citocinas para o local da inflamação, incluindo IL-1β, IL-4, IL-6, IL-8, IL-10, IL-12, IL-13, IL-15 , IL-17, IL-18, IFN-γ, TNF-α. Estas citocinas levam à chamada de outras células inflamatórias, tais como Tγδ, NKT, NK e TH17, para o local da inflamação(5, 6) . Por outro lado, a interação entre linfócitos T, neutrófilos e APC contribui para a patogénese da DB. Os neutrófilos e os linfócitos são células predominantemente permeadas para o local da inflamação e para o sangue. Relatórios recentes sugerem que os neutrófilos desempenham um papel importante na patogénese da DB e as amostras de biopsia obtidas das lesões activas das pessoas atingidas pela DB comprovam a presença de um grande número de neutrófilos(7, 8). Na DB, os neutrófilos sofrem de hiperatividade que é aprovada através da análise dos marcadores de superfície celular CD11a, CD10, CD14. A quimiotaxia, o aumento da atividade de fagocitose, a maior produção de superóxido são as caraterísticas dos neutrófilos hiperactivos(9). Um dos factores de hiper-ativação dos neutrófilos são as citocinas e quimiocinas produzidas pelas células TH1 e TH17, incluindo IFNγ, IL-8, IL-17 e TNF-α. Os neutrófilos activados também produzem mais citocinas TH17 através da produção de alguns meios de imunidade(6). O CD272 ou atenuador de linfócitos B e T (BTLA) é um membro da família CD28 que se encontra na superfície de algumas células imunitárias, como as células B, T, DC, monócitos, NK e NKT. Esta glicoproteína membranar contém dois ITIMs que controlam a ativação das células T em caso de diminuição da fosforilação do TCR e da associação do respetivo ligando. Na DB, o nível de expressão de CD272 nas PBMC e nas células TCD4 diminui significativamente em comparação com o grupo de controlo, estando esta diminuição associada ao aumento da resposta das células imunitárias, incluindo TH17 e TH1(10). As quimiocinas, as moléculas de adesão, o VEGF e as MMP desempenham um papel importante na migração das células imunitárias para o local da inflamação e da angiogénese. O VEGF é produzido por macrófagos, neutrófilos e células endoteliais vasculares que desempenham um papel na patogénese da DB. O nível plasmático de VEGF em doentes com DB é significativamente mais elevado do que em indivíduos saudáveis. O VEGF, para além das caraterísticas de angiogénese, também tem propriedades inflamatórias e causa o aumento da permeabilidade vascular(11, 12). A MMP é uma enzima proteolítica que desempenha um papel importante na degradação da matriz extracelular e da membrana basal do sangue em áreas inflamatórias de quebra da barreira sanguínea. Estudos demonstraram que o nível de MMP está aumentado na (neuro-BD) NBD. Os neutrófilos podem ser considerados como uma fonte de MMP(13). As células T CD3 em doentes com DB ativa expressam receptores de quimiocinas inflamatórias, incluindo CXCR3, CCR5 e CCR6, que estão associados ao envolvimento pulmonar e do SNC(14) , também a taxa de CXCL1 (fator quimiotático de neutrófilos) e CXCL10 (fator quimiotático de linfócitos) em doentes com DB é significativamente mais elevada do que nos doentes com Vogt-koyanagi-harado(15). Estudos recentes indicam que a osteoprotegerina (OPG) actua como uma molécula importante no desenvolvimento de doenças vasculares. Assim, um estudo demonstrou que os níveis séricos de OPG eram significativamente mais elevados em doentes com DB do que em indivíduos de controlo saudáveis(16).

O papel das células Th1, TH17 e Treg na DII

As células TH desempenham um papel central nas respostas imunitárias geradas na DB. As células Th1, TH17 e Treg são essenciais para iniciar a doença da DB. As células TH1 e TH17, respetivamente, desempenham um papel na causa da doença ao produzirem as citocinas IFN-γ e IL-17. Estudos demonstraram que a resposta TH na DB é polarizada em direção a TH1. As células TH1 e as suas citocinas, como o IFN-γ e a IL-2, estão envolvidas na patogénese da doença. O nível sérico aumentado de citocinas IL-2 e IFN-γ na DB apoia as respostas de polarização para TH1. Além disso, na DB, também foi registado o aumento do nível sérico de IL-12, o que pode levar a um aumento da percentagem de produção de células IL-2 e IFN-γ, o que implica respostas de polarização para TH1(17-20). O TH17 foi identificado como um subconjunto de células T que é um fator de transcrição de RORγt. O TH17, com a produção de citocinas como a IL-17, desempenha um papel patogénico nas doenças inflamatórias e auto-imunes(21). J. Kim e col. demonstraram que a proporção de células TH1, TH17 e TH2 foi avaliada em doentes com DB e que os resultados mostraram que o rácio de TH17 para TH1 era significativamente mais elevado em doentes com DB em comparação com o grupo de controlo saudável, embora não houvesse diferença entre o rácio de TH1 para TH2 e o rácio de TH17 para TH2. Também a proporção/razão TH17 para TH1 em doentes com DB com protestos oculares ou foliculite foi superior à dos doentes que não apresentavam tais protestos clínicos(22). As células TH17 produzem diferentes citocinas como IL17A, IL17F, IL21, IL22 e IFNγ e a diferenciação de células TH 0 para TH17 é efectuada na presença de citocinas como IL21, 6, 2, 21, 23(23, 24). As células TH17 provocam a chamada dos neutrófilos para o local da inflamação e também aumentam a produção de células Ab a partir de células B. O aumento da produção de MMP pelos fibroblastos e a estimulação de péptidos antimicrobianos pelas células epiteliais são outras funções das células TH17(25). Vários estudos demonstraram que a IL-17 e o IFN-γ estão aumentados no sangue e no local da inflamação dos doentes com DB(26, 27). Na DB, uma vez que as células T no meio de citocinas que contém IL1, IL-6, IL-23 e TNF-α, a diferenciação de TH 0 para TH17 aumenta(28); como resultado, o equilíbrio do rácio TH17 para TH1 é desorientado. É de notar que na fase de remissão o nível de TH17 da doença está diminuído em relação à fase ativa da doença(29). O TGF-b regula positivamente os factores de transcrição Foxp3 e RoRgt, levando ao desenvolvimento de células Treg ou Th17 a partir de células CD4+. O equilíbrio entre TH17 e Treg desempenha um papel importante na homeostase do sistema imunitário. A transmissão do sinal de IL-6 provoca a eliminação do efeito inibitório de FOXP3 de RORγt, como resultado, as células TCD4 são distinguidas para TH17(30). Nas condições de inflamação da DB e na presença de níveis elevados de IL-6, as TH0 diferenciam-se em TH17; como resultado, o rácio TH17/ Treg é desequilibrado. Além disso, os estudos mostraram também que a Il-21 pode igualmente aumentar a diferenciação das células TH17 e inibir as células Treg. O aumento dos rácios Th17/Th1 e Th17/Treg pode induzir lesões endoteliais e inflamação do parênquima(13). Nanke et al. examinaram a percentagem de células Treg nas células T CD4+ antes e depois de ataques oculares e verificaram que o nível de células Treg antes de ataques oculares era significativamente menor do que após ataques oculares(31). Também hamazoor e colegas referiram que a percentagem de células Treg só aumentou na fase ativa da doença e é inferior à da fase ativa da doença durante a fase de remissão(32). Pode concluir-se que a diminuição do número de células Treg na fase de remissão ou antes da ocorrência de ataques na DB pode ativar a doença.

Células B na doença de Behçet

A ativação anormal das células B e das células T que controlam a função das células B está envolvida na patogénese de doenças auto-imunes como o LES(33). O aumento dos níveis de imunoglobulinas séricas, a produção de auto-anticorpos e de complexos imunes em circulação em alguns doentes com DB ativa podem estar relacionados com o desempenho de células B anormais. Na DB, a função das células B é avaliada em resposta a mitogénios específicos e inespecíficos e as provas mostram que as células B diminuem a resposta ao mitogénio de células B independente das células T, Staphylococcus aureus Cowan 1 (SAC), e não respondem ao ativador policlonal dependente das células T, o mitogénio pokeweed (PWM). Além disso, o número de células B produtoras de anticorpos espontâneos aumenta nos doentes com DB. Esta função anormal das células B é observada em doentes com DB em fase ativa(34). As provas sugerem que o número de células B CD19 em doentes com DB é normal, mas as subcategorias de células B marcadas como CD13, CD33, CD80, CD45RO em doentes com DB eram significativamente mais elevadas do que em pessoas saudáveis. Pode concluir-se que o número total de células B em doentes com DB é normal, mas o conjunto de células B de memória e de células B activadas é significativamente superior ao de pessoas saudáveis(35).

BAFF e APRIL são dois membros da família TNF, que desempenham um papel importante na sobrevivência, regulação da maturação, homeostasia e função das células B. Estas citocinas são produzidas por células como os monócitos, os neutrófilos e as células dendríticas. Os receptores BAFF e APRIL existem à superfície das células B e incluem BAFFR, TACI e BCMA. O BAFFR está apenas ligado ao BAFF, enquanto o TACI e o BCMR estão ligados ao APRIL para além do BAFF(36, 37). Devido à presença de auto-anticorpos, o aumento das células B produtoras de Ab e das células B de memória em doentes com DB foi avaliado nos níveis séricos dos receptores BAFF, APRIL e BCMA e os resultados mostraram que há níveis aumentados de BAFF, APRIL e BCMA no soro de doentes com DB em comparação com os indivíduos de controlo saudáveis(38, 39).

Células Tγδ na doença de Behçet

As células Tγδ são uma pequena população de células T que expressam na sua superfície a cadeia γδ(40). Estas células são a primeira linha de defesa contra as infecções microbianas. Estas células têm um papel de vigilância imunitária no cancro. As células também têm o papel de imunomoduladoras. As células Tγδ dividem-se em dois grupos principais, Vδ1 e Vδ2. A célula Vδ1 é a população predominante de células encontradas no sangue periférico, ao passo que a Vδ2 é a população mais pequena que reside na superfície das células T exclusivamente co-expressa com a cadeia V γ9 e designada por Vγ9 Vδ2. São únicas no reconhecimento de fosfoantigénios não peptídicos de baixo peso molecular, por exemplo, (E)-4-hidroxi-3-metil-but-2-enil pirofosfato (HMB-PP) e isopentenil pirofosfato intermediário (IPP), e expandem-se rapidamente em resposta a agentes patogénicos. Outros estudos demonstraram que as células Vδ2T activadas com fosfoantigénio expressam um repertório de apresentação de antigénios e moléculas coestimuladoras, tais como HLA-DR, CD80, CD86, CD40 e CD54. A célula Tγδ tem algumas caraterísticas das células Tαβ, células NK e linhas de células mieloides(40, 41).

Estas células podem também afetar a ajuda às células B na produção de anticorpos como IgM, IgG e IgA(42). Os Tγδ activam células capazes de produzir níveis elevados de citocinas IFNγ, TNFα, IL-17 e granzima. Também os receptores do tipo Toll (TLRs) podem melhorar a função das células T activadas γδ, quer diretamente, quer através da ativação de CD(43). A presença de moléculas coestimuladoras de células T induzíveis (ICOS), CD40 e a produção de citocinas, como IL2, IL4 e IL10, mostram o papel potencial destas células na autoimunidade e nas doenças inflamatórias crónicas.

A relação entre as células Tγδ e a DB foi descoberta em 1990. Estas células têm um papel patogénico na DB, aumentando o seu número no sangue periférico, nas LESÕES das mucosas, no fluido intraocular de doentes com DB com protestos oculares. Alguns artigos relatam o aumento do número de células Tγδ no sangue periférico de doentes com DB(44-46), enquanto outros não encontraram qualquer aumento significativo de Tγδ no sangue periférico de doentes em comparação com indivíduos saudáveis(45, 47, 48). Foi sugerido que a atividade das células γδT, mais do que o número total, é um fator importante na DB(49). Todas estas diferenças podem dever-se aos diferentes estados de atividade da doença, à gravidade da doença, à utilização de moduladores do sistema imunitário e, possivelmente, às condições fisiológicas do doente, como a idade, o sexo e factores genéticos e ambientais. Por exemplo, alguns fármacos, como o infliximab e a pentoxifilina, inibem a expansão das células Tγδ, reduzem a expressão do recetor de TNF e inibem também a secreção de perforina(50). Estudos *in vitro* mostraram que o infliximab suprimiu a produção de IFN, perforina e granzima A (GrA) das células Tγδ(51). Um aumento das células Tγδ num estado ativado pode levar a um aumento da secreção de citocinas como o IFNγ e o TNFα, podendo assim induzir inflamação na doença clínica(44).

Foi relatado um aumento da frequência de TV γ9 δV2 em PBMC de doentes com DB(52, 53). Também foi demonstrado que as células TVδ1 aumentam no líquido cefalorraquidiano em doentes com DB com manifestações neurológicas activas(46). As células TVδ1 são o segundo maior subconjunto de células γδT humanas, localizadas principalmente nos epitélios e interagem com as sequências A e B relacionadas com o polipéptido MHC de classe I (MICA e MICB) através de receptores activadores do membro D do grupo 2 de assassinos naturais (NKG2D)(54).

As células Tγδ responsáveis pela resposta imunitária inata são invadidas por microrganismos através do reconhecimento de produtos de microrganismos presentes nas úlceras da mucosa oral dos doentes com DB. Influenciam a resposta imunitária adaptativa através da secreção de IL-4 ou IFNγ(45). Para além de identificarem agentes infecciosos, as células Tγδ são capazes de identificar antigénios autólogos envolvidos em doenças auto-imunes. Na área oral destes doentes, observam-se dramaticamente estirpes de Streptococcus patogénicos, incluindo S. sanguinis e S. mitis(55, 56) . A resposta aos produtos do microrganismo nas úlceras da boca provocou a diferenciação das células Tγδ em células TVδ2, o que pode indicar que a presença de doentes com DB é mais TVδ2. Além disso, as células Tγδ podem responder a proteínas de choque térmico que podem estar envolvidas no aparecimento da doença. As células Tγδ em doentes com DB que respondem a HSP65 em úlceras da mucosa estão associadas à resposta de S.sanguinis(57). Os investigadores demonstram que o péptido P336-351 utilizado dentro da HSP60 em modelos animais e ensaios clínicos humanos induziram tolerância. Os resultados mostraram uma diminuição da expressão de CCR5, CXCR3, CCR7 e moléculas coestimuladoras, incluindo CD28 e CD40 por células Th1 com pouca produção de IFNγ e TNFα, prevenindo assim o início da uveíte BD(58). As evidências demonstraram que, após o tratamento de doenças dentárias e amigdalite, a DB é exacerbada, o que pode indicar um funcionamento anormal do sistema imunitário na mucosa destes doentes(52). As células Tγδ podem induzir a diferenciação das células TH1 e TH17 em modelos experimentais(59). As evidências também sugerem que a percentagem de células TH17 e o aumento dos níveis de IL17 em doentes com DB(60). As células Tγδ expressam os receptores do tipo Toll (TLRs 2, 3, 4, 7, 8 e 9) (61) e, o que é importante, os doentes com DB têm uma expressão mais elevada de TLRs, sendo que os TLRs 2 e 4 foram regulados positivamente tanto nos monócitos como nas células da mucosa bucal(59, 60).

Neutrófilos em BD

Os neutrófilos dos doentes com DB são hiperactivados, como demonstrado pelo aumento da fagocitose e da produção de superóxido, pelo aumento da quimiotaxia e pela produção elevada de enzimas lisossomais (62, 63). A hiperatividade dos neutrófilos na doença de Behçet foi descrita pela primeira vez em 1975 devido à sua elevada quimiotaxia de neutrófilos BD *in vitro*(64). A expressão de marcadores de neutrófilos como o CD64, CD11a e CD18 pode ser observada em doentes com fase ativa da doença. O aumento da expressão de marcadores de atividade na superfície dos neutrófilos pode estar associado à fase ativa da doença e à exacerbação clínica(65, 66). O plasma dos doentes com DB tem uma resposta mais quimiotáctica para os neutrófilos do que o plasma normal. Por outro lado, estudos demonstraram que a concentração de factores de absorção neutrofílica no plasma de doentes com DB é superior à de controlos saudáveis(67). Sahin et al. observaram que os soros de doentes com DB aumentam a aderência dos neutrófilos normais às células endoteliais humanas e que o CXCL-8 (um fator quimiotático para os neutrófilos) está elevado no soro de pacientes com DB(66). Assim, o CXCL-8 é um candidato para orquestrar a atividade dos neutrófilos na DB. Também foi demonstrado que o soro de doentes com DB aumenta a adesão dos neutrófilos às células endoteliais *in vitro* através da regulação positiva de CD11a e CD18 nos neutrófilos e da molécula de adesão intercelular-1 (ICAM-1, CD54) nas células endoteliais(66). O CD54 e o CD62E são moléculas de adesão que se exprimem nas células endoteliais e a sua sobreexpressão pode contribuir para a infiltração de neutrófilos nos tecidos-alvo(68). Os níveis plasmáticos de CD62E solúvel são também mais elevados nos doentes com DB do que nos controlos saudáveis. O aumento dos níveis séricos deste marcador está positivamente associado à atividade da doença e está negativamente associado ao processo de tratamento(69) . Os clones de células T derivadas da pele de doentes com DB produziram grandes quantidades de CXCL-8 e de fator estimulador de colónias de granulócitos e monócitos (GM-CSF). Estes factores desempenham um papel importante na estimulação da maturação e ativação dos neutrófilos, bem como na sua libertação da medula óssea(70). Uma vez que os níveis de CXCL-8 e G-CSF no soro de doentes com DB são mais elevados do que nos controlos saudáveis, pode presumir-se que os linfócitos que produzem estas quimiocinas (CXCL8/G-CSF/GM-CSF) podem ser responsáveis pela fuga de neutrófilos para os tecidos alvo na doença de Behçet(71, 72). As células T produtoras de IL-17, através da via do G-CSF, causam inflamação aumentando o recrutamento de neutrófilos e desempenham um papel na patogénese da DB. Além disso, tanto as células T γδ+ como as células NKT são capazes de produzir IL-17(73). Estudos mostram que a percentagem de células Th17 circulantes e a capacidade das PBMC circulantes para produzir IL-17 estão aumentadas em doentes com DB ativa(29). Estudos demonstraram que, em doentes com DB, a IL-21 está associada a um aumento das células TH17 no sangue periférico e a uma redução do número de células T reguladoras FoxP3+. Também a inibição da IL-21 pode desempenhar um papel no retorno dos níveis de Th17 e Tregs aos níveis normais(28). Um infiltrado inflamatório composto principalmente por neutrófilos e linfócitos ocorre em ulcerações conjuntivais(8, 74) e lesões intestinais em doentes com DB(74). Infiltrados mononucleares e neutrofílicos perivasculares também são observados nas lesões neurológicas da DB(75). Estes achados patológicos apoiam a ideia de que os neutrófilos são relevantes na fisiopatologia da DB.

Existem apenas alguns estudos que examinam a relação entre o rácio neutrófilos-linfócitos (NLR), o volume plaquetário médio (MPV), o rácio plaquetas-linfócitos (PLR) e a DB. Um estudo realizado em 2017 comparou os valores de MPV, NLR e PLR de doentes com doença ativa e inativa. A NLR e a PLR foram significativamente mais elevadas, enquanto o VPM foi mais baixo no grupo ativo do que nos grupos inativo e de controlo. Verificou-se uma PLR e uma NLR mais elevadas e estatisticamente significativas nos grupos mucocutâneo e vascular activos, tendo-se observado um VMP significativamente mais baixo apenas no grupo vascular ativo. Esta significância não foi observada no grupo ocular ativo(76, 77).

Estudos efectuados em 2017 mostraram que os níveis plasmáticos de sCD40L eram significativamente mais elevados em doentes com DB do que em HC. O ligando CD40 solúvel (sCD40L) é uma forma clivada de CD40L presente no plasma(78). O seu análogo ligado à membrana está envolvido na troca de isótipos de imunoglobulinas, na diferenciação das células B, na ativação das células apresentadoras de antigénios, na modulação das células T e na agregação de trombócitos(79). A principal fonte de sCD40L são as plaquetas activadas, mas as células T activadas, os macrófagos, as células endoteliais e as células musculares lisas também contribuem para a síntese e a libertação de sCD40L(80). Femândez-Bello et al. mostraram níveis mais elevados de sCD40L derivado do plasma e das plaquetas num grupo de doentes com DB(81). Por conseguinte, é possível que o sCD40L plasmático elevado contribua para a hiperatividade dos fagócitos na DB. A libertação de armadilhas extracelulares de neutrófilos (NET) estava constitutivamente aumentada na DB em comparação com a HC. A libertação de NET e H2O2/O2 - foram mais elevadas após estimulação com sCD40L ou plasma da DB e diminuíram após o bloqueio de sCD40L. A expressão de Mac-1 estava constitutivamente aumentada nos neutrófilos de doentes com DB em comparação com HC. O plasma de doentes com DB ativa exerce um estímulo na libertação de NET e na explosão oxidativa, provavelmente induzido pelo sCD40L(78).

Referências:

.1 Gul A. A doença de Behçet como uma doença auto-inflamatória. Current Drug Targets-Inflammation & Allergy. 2005;4(1):81-3.

.2 Direskeneli H. Behçet's disease: from innate to adaptive immunity. Arthritis Res Ther. 2003;5(2):8.

.3 Akdeniz N, Esrefoglu M, Keles M, Karakuzu A, Atasoy M. Serum interleukin-2, interleukin-6, tumor necrosis fator-alpha and nitric oxide levels in patients with Behçet's disease. ANNALS-ACADEMY OF MEDICINE SINGAPORE. 2004;33(5):596-9.

.4 Choi B, Kim J, Lee E-S, Bang D, Sohn S. Os derivados de compostos de piridina sintetizados diminuíram o TNF alfa e as moléculas de adesão e melhoraram a inflamação induzida pelo HSV num modelo de rato. Revista Europeia de Farmacologia. 2011;657(1):167-72.

.5 Kulaber A, Tugal-Tutkun I, Yentür SP, Akman-Demir G, Kaneko F, Gül A, et al. Pro-inflammatory cellular immune response in Behçet's disease. Rheumatology International. 2007;27(12):1113-8.

.6 Hamzaoui K, Hamzaoui A. Immunological responses in patients with Behçet's disease: advances in understanding. Revisão de especialistas em oftalmologia. 2012;7(3):261-70.

.7Rifaioglu   E, Bülbül BŞ, Ekiz O, Cigdem AD. Rácio neutrófilos/linfócitos na doença de Behçet como um marcador da atividade da doença. Ata Dermatovenerologica Alpina, Pannonica, et Adriatica. 2014;23(4):65-7.

.8 Matsuo T ,Itami M, Nakagawa H, Nagayama M. The incidence and pathology of conjunctival ulceration in Behçet's syndrome. British journal of ophthalmology. 2002;86(2):140- 3.

.9 Zierhut M, Mizuki N, Ohno S, Inoko H, Gül A, Onoe K, et al. Immunology and functional genomics of Behçet's disease. Cellular and Molecular Life Sciences.

2003;60(9):1903-22.

.10 Ye Z, Deng B, Wang C, Zhang D, Kijlstra A, Yang P. A diminuição do atenuador de linfócitos B e T na doença de Behçet pode desencadear respostas imunitárias Th17 e Th1 anormais. Relatórios científicos. 2016;6.

. 11 Cekmen M, Evereklioglu C, Er H, Inaloz H, Doganay S, Ozerol I. Os níveis do fator de crescimento endotelial vascular estão aumentados e associados à atividade da doença em doentes com síndrome de Behçet. Revista Internacional de Dermatologia. 2003;42(11):870-5.

.12 Salvarani C, Boiardi L, Casali B, Olivieri I, Cantini F, Salvi F, et al. Vascular endothelial growth fator gene polymorphisms in Behçet's disease. Jornal de Reumatologia.

2004;31(9):1785-9.

.13 Hamzaoui K, Maître B, Hamzaoui A. Elevated levels of MMP-9 and TIMP-1 in the cerebrospinal fluid of neuro-Behçet's disease. Clinical & Experimental Rheumatology.

2009;27(2):S52.

.14 Houman H, Hamzaoui A, Ghorbal IB, Khanfir M, Feki M, Hamzaoui K. Expressão anormal dos receptores de quimiocinas na doença de Behçet: relação com as citocinas Th1/Th2 intracelulares e com as manifestações clínicas. Journal of Autoimmunity. 2004;23(3):267-73.

.15 El-Asrar AMA, Al-Obeidan SS, Kangave D, Geboes K, Opdenakker G, Van Damme J, et al. Perfis de expressão de quimiocinas CXC no humor aquoso de doentes com diferentes entidades clínicas de uveíte endógena. Immunobiology. 2011;216(9):1004-9.

.16 Ilhan NF, Demir N, Demir T, GODEKMERDAN A. Serum osteoprotegerin (OPG) measurement in Behçet's disease. Jornal Turco de Ciências Médicas. 2011;41(3):383-6.

.17 Psarra K, Kapsimali V, Vaiopoulos G, Nikolopoulou M, Kaklamanis P, Palimeris G, et al. Immunophenotype and Th1/Th2 Cytokines in Patients with Adamantiades-Behçet's Disease. Doença de Adamantiades-Behçet: Springer; 2004. p. 249-53.

.18 Ben Ahmed M, Houman H, Miled M, Dellagi K, Louzir H. Envolvimento de quimiocinas e citocinas Th1 na patogénese das lesões mucocutâneas da doença de Behçet. Arthritis & Rheumatology. 2004;50(7):2291-5.

.19 Aridogan BC ,Yildirim M, Baysal V, Inaloz HS, Baz K, Kaya S. Serum levels of IL-4, IL-10, IL-12, IL-13 and IFN-gamma in Behçet's disease. O Jornal de Dermatologia.

2003;30(8):602-7.

.20 Frassanito MA, Dammacco R, Cafforio P, Dammacco F. Polarização Th1 da resposta imunitária na doença de Behçet: Um papel patogénico putativo da interleucina-12. Arthritis & Rheumatology. 1999;42(9):1967-74.

.21 Miossec P. IL-17 and Th17 cells in human inflammatory diseases. Microbes and Infection. 2009;11(5):625-30.

.22Kim   J, Park J ,Lee E, Lee Y, Song Y, Lee E. Desequilíbrio entre as células Th17 e Th1 na doença de Behçet

doença. Clin Exp Rheumatol. 2010;28(4 Suppl 60):S16-9.

.23 Rudensky AY. Células T reguladoras e Foxp3. Immunological reviews. 2011;241(1):260- 8.

.24 Becker C, Wirtz S, Blessing M, Pirhonen J, Strand D, Bechthold O, et al. Constitutive p40 promoter activation and IL-23 production in the terminal ileum mediated by dendritic cells. Journal of Clinical Investigation. 2003;112(5):693.

.25 Ouyang W, Kolls JK, Zheng Y. As funções biológicas das citocinas efectoras das células T helper 17 na inflamação. Immunity. 2008;28(4):454-67.

.26 El-Asrar AMA, Struyf S, Kangave D, Al-Obeidan SS, Opdenakker G, Geboes K, et al. Cytokine profiles in aqueous humor of patients with different clinical entities of endogenous uveitis. Clinical Immunology. 2011;139(2):177-84.

.27 Chi W, Zhu X, Yang P, Liu X, Lin X, Zhou H, et al. Upregulated IL-23 and IL-17 in Behçet patients with active uveitis. Investigative ophthalmology & visual science.

2008;49(7):3058-64.

.28 Geri G, Terrier B, Rosenzwajg M, Wechsler B, Touzot M, Seilhean D, et al. Critical role of IL-21 in modulating T H 17 and regulatory T cells in Behçet disease. Journal of Allergy and Clinical Immunology. 2011;128(3):655-64.

.29 Hamzaoui K, Bouali E, Ghorbel I, Khanfir M, Houman H, Hamzaoui A. Expressão de Th-17 e RORγt mRNA na doença de Behçet. Medical science monitor: revista médica internacional de investigação experimental e clínica. 2011;17(4):CR227.

.30 Chen Y, Haines CJ, Gutcher I, Hochweller K ,Blumenschein WM, McClanahan T, et al. Foxp3+ regulatory T cells promote T helper 17 cell development in vivo through regulation of interleukin-2. Immunity. 2011;34(3):409-21.

.31 Nanke Y, Kotake S, Goto M, Ujihara H, Matsubara M, Kamatani N. Diminuição das percentagens de células T reguladoras no sangue periférico de doentes com doença de Behçet antes do ataque ocular: um possível marcador preditivo de ataque ocular. Reumatologia moderna.

2008;18(4):354-8.

.32 Demir N, Ilhan F, Demir T, Godekmerdan A. sCTLA-4, CD4 +CD25+ Foxp3+ regulatory T cells in Behçet's disease patients. Clinical and Experimental Rheumatology-Incl Supplements. 2012;30(3):S116.

.33 Yanaba K, Bouaziz JD, Matsushita T, Magro CM, St Clair EW, Tedder TF. B- lymphocyte contributions to human autoimmune disease. Immunological reviews. 2008;223(1):284-99.

.34 Suzuki N, Sakane T, Ueda Y, Tsunematsu T. Abnormal B cell function in patients with Behçet's disease. Arthritis & Rheumatology. 1986;29(2):212-9.

.35 Ekşioglu-Demiralp E, Kibaroglu A, Direskeneli H ,Yavuz S, Karsli F, Yurdakul S, et al. Caraterísticas fenotípicas das células B na doença de Behçet: aumento da atividade nos subconjuntos de células B. The Journal of rheumatology. 1999;26(4):826-32.

.36 Le Pottier L, Bendaoud B, Renaudineau Y, Youinou P, Pers J-O, Daridon C. New ELISA for B cell-activating fator. Clinical chemistry. 2009;55(10):1843-51.

.37 Krivosikova M, Dallos T, Maslinski W, Buc M. B cell activating fator, its role in autoimmunity, and targeting in autoimmune diseases. Bratislavske lekarske listy .

.137-45:(3)110;2009

.38 Shaker OG, Tawfic SO, El-Tawdy AM, El-Komy MH, El Menyawi M, Heikal AA. Expressão de TNF-α, APRIL e BCMA na doença de Behçet. Jornal de pesquisa em imunologia. 2014;2014.

.39 Gheita TA, Raafat H, Khalil H, Hussein H. Serum level of APRIL/BLyS in Behçet's disease patients: clinical significance in uveitis and disease activity. Reumatologia moderna. 2013;23(3):542-6.

.40Vantourout   P, Hayday A. Six-of-the-best: unique contributions of γδ T cells to imunologia. Nature Reviews Immunology. 2013;13(2):88-100.

.41 Wu M, Yang J, Li X, Chen J. The role of γδ T cells in systemic lupus erythematosus. Jornal de pesquisa em imunologia. 2016;2016.

.42 Caccamo N, Battistini L, Bonneville M, Poccia F, Fournié JJ, Meraviglia S, et al. CXCR5 identifica um subconjunto de células T Vγ9Vδ2 que segregam IL-4 e IL-10 e ajudam as células B na produção de anticorpos. The Journal of Immunology. 2006;177(8):5290-5.

.43 Dar AA, Patil RS, Chiplunkar SV. Insights into the relationship between toll like receptors and gamma delta T cell responses. Fronteiras em imunologia. 2014;5.

.44 Freysdottir J, Lau S, Fortune F. γδ T cells in Behçet's disease (BD) and recurrent aphthous stomatitis (RAS). Imunologia clínica e experimental. 1999;118(3):451.

.45 Bank I, Duvdevani M, Livneh A. Expansion of γδ T-cells in Behçet's disease: role of disease activity and microbial flora in oral ulcers. Journal of Laboratory and Clinical Medicine. 2003;141(1):33-40.

.46 Hamzaoui K, Hamzaoui A, Hentati F, Kahan A, Ayed K, Chabbou A, et al. Phenotype and functional profile of T cells expressing gamma delta recetor from patients with active Behçet's disease. The Journal of rheumatology. 1994;21(12):2301-6.

.47 Ergun T, I nce Ü, Ekşioglu-Demiralp E, Direskeneli H, Gürbüz O, Gürses L, et al. HSP 60 expression in mucocutaneous lesions of Behçet's disease. Journal of the American Academy of Dermatology. 2001;45(6):904-9.

.48 Parlakgul G, Guney E, Erer B, Kilicaslan Z, Direskeneli H, Gul A, et al. Expressão de receptores reguladores em células T γδ e sua produção de citocinas na doença de Behçet. Investigação e terapia da artrite. 2013;15(1):R15.

.49 TOMIOKA H, SAITO H, EMORI M, SETOGAWA T. COMPORTAMENTO DAS CÉLULAS T γδTCR+ DURANTE O CURSO DE INFECÇÕES MICOBACTERIANAS NONTUBERCULOSAS E RESPOSTA PROLIFERATIVA DOS LINFOCITOS DO ANFITRIÃO À PROTEÍNA DE CHOQUE TÉRMICO DE 65kD. Kekkaku (Tuberculose). 1993;68(2):99-104.

.50 Accardo-Palumbo A, Ferrante A, Ciccia F, Cadelo M, Giardina A, Impastato R, et al. A pentoxifilina inibe a ativação de linfócitos T Vγ9/Vδ2 de doentes com doença de Behçet ativa in vitro. Revista internacional de imunopatologia e farmacologia. 2007;20(3):601- 6.

.51 Accardo-Palumbo A, Giardina AR, Ciccia F, Ferrante A, Principato A, Impastato R, et al. Fenótipo e alterações funcionais dos linfócitos T Vγ9/Vδ2 na doença de Behçet e o efeito do infliximab na expansão, ativação e citotoxicidade das células T Vγ9/Vδ2. Investigação e terapia da artrite. 2010;12(3):R109.

.52 Yamashita N, Kaneoka H, Kaneko S, Takeno M, Oneda K, Koizumi H, et al. Role of γδ T lymphocytes in the development of Behçj et's disease. Clinical & Experimental Immunology. 1997;107(2):241-7.

.53 G. Triolo AA-P F. Vgamma9/ Vdelta2 T lymphocytes in Italian patients with Behç₁ et's disease: evidence for expansion, and tumor necrosis fator recetor II and interleukin-12 recetor beta1 expression in active disease. Arthritis Research & Therapy. 2003.

.54 Carding SR, Egan PJ. Células T γδ: plasticidade funcional e heterogeneidade. Nature reviews immunology. 2002;2(5):336-45.

.55 Stanford M, Whittall T, Bergmeier L, Lindblad M, Lundin S, Shinnick T, et al. Tolerância oral com o péptido 336-351 ligado à subunidade B da toxina da cólera na prevenção de recaídas de uveíte na doença de Behçet. Clinical & Experimental Immunology. 2004;137(1):201-8.

.56 Kaneko F, Oyama N ,Yanagihori H, Isogai E, Yokota K, Oguma K. The role of streptococcal hypersensitivity in the pathogenesis of Behçet's disease. Jornal Europeu de Dermatologia. 2008;18(5):489-98.

.57 Hasan A, Fortune F, Wilson A, Warr K, Lehner T, Sanderson J, et al. Role of γδ T cells in pathogenesis and diagnosis of Behçet's disease (Papel das células T γδ na patogénese e diagnóstico da doença de Behçet). The Lancet. 1996;347(9004):789-94.

.58 de Chambrun MP, Wechsler B, Geri G, Cacoub P, Saadoun D. New insights into the pathogenesis of Behçet's disease. Autoimmunity reviews. 2012;11(10):6.87-98

.59 Seoudi N, Bergmeier LA, Hagi-Pavli E, Bibby D, Curtis MA, Fortune F. The role of TLR2 and 4 in Behçet's disease pathogenesis. Imunidade Inata. 2014;20(4):412-22.

.60 Liu X, Wang C, Ye Z, Kijlstra A, Yang P. Higher Expression of Toll-like Receptors 2, 3, 4, and 8 in Ocular Behçet's DiseaseHigher TLR Expression in Ocular BD. Investigative ophthalmology & visual science. 2013;54(9):6012-7.

.61 Ohno S, Ohguchi M, Hirose S, Matsuda H, Wakisaka A, Aizawa M. Close association of HLA-Bw51 with Behçet's disease. Archives of Ophthalmology. 1982;100(9):1455-8.

.62 Hirohata S, Oka H, Mizushima Y. Os antigénios relacionados com estreptococos estimulam a produção de IL6 e interferão-γ por células T de doentes com doença de Behçet. Cellular immunology. 1992;140(2):410-9.

.63 Eastaff-Leung N, Mabarrack N, Barbour A, Cummins A, Barry S. Foxp3+ regulatory T cells, Th17 effector cells, and cytokine environment in inflammatory bowel disease. Journal of clinical immunology. 2010;30(1):80-9.

.64 Matsumura N, Mizushima Y. Leucocyte movement and colchicine treatment in Behçet's disease (Movimento de leucócitos e tratamento com colchicina na doença de Behçet). The Lancet. 1975;306(7939):813.

.65 Ureten K, Ertenli I, Oztürk MA, Kiraz S, Onat AM, Tuncer M, et al. Neutrophil CD64 expression in Behçet's disease. The Journal of rheumatology. 2005;32(5):849.52-

.66 Sahin S, Akoglu T, Direskeneli H, Sen L, Lawrence R. Neutrophil adhesion to endothelial cells and factors affecting adhesion in patients with Behçet9s disease. Annals of the rheumatic diseases. 1996;55(2):128-33.

.67 Neves FS, Carrasco S, Goldenstein-Schainberg C, Gonçalves CR, de Mello SBV. Hiperquimiotaxia de neutrófilos na doença de Behçet: um possível papel dos monócitos na orquestração da resposta imune inata induzida por bactérias. Clinical rheumatology. 2009;28(12):1403-10.

.68 Carlos T, Clark R, Franicola-Higgins D, Schiding J, Kochanek P. Expression of endothelial adhesion molecules and recruitment of neutrophils after traumatic brain injury in rats. Journal of leukocyte biology. 1997;61(3):279-85.

. 69Haznedaroglu Ş, Karaaslan Y, Büyükaşlk Y, Koşar A ,Kirazli Ş, Dündar SV. Seleção moléculas de adesão na doença de Behçet9s. Annals of the rheumatic diseases. 2000;59(1):61-3.

.70 Keller M, Spanou Z, Schaerli P, Britschgi M, Yawalkar N, Seitz M, et al. T cell-regulated neutrophilic inflammation in autoinflammatory diseases. The Journal of Immunology. 2005;175(11):7678-86.

.71 Kartal Durmazlar SP, Ulkar GB, Eskioglu F, Tatlican S, Mert A, Akgul A. Significância dos níveis séricos de interleucina-8 em doentes com doença de Behçet: níveis elevados podem indicar envolvimento vascular. Revista Internacional de Dermatologia. 2009;48(3):259-64.

.72 Kawakami T, Ohashi S, Kawa Y, Takahama H, Ito M, Soma Y, et al. Elevated serum granulocyte colony-stimulating fator levels in patients with active phase of sweet syndrome and patients with active behcet disease: implication in neutrophil apoptosis dysfunction. Arquivos de dermatologia. 2004;140(5):570-4.

.73 Mills KH. Indução, função e regulação das células T produtoras de IL-17. Revista Europeia de Imunologia. 2008;38(10):2636-49.

.74 Hayasaki N, Ito M, Suzuki T, Ina K, Ando T, Kusugami K, et al. A flebite neutrofílica é caraterística da doença de Behçet intestinal e da síndrome da úlcera simples. Histopatologia. 2004;45(4):377-83.

.75 Haghighi AB, Sharifzad HR, Matin S, Rezaee S. The pathological presentations of neuro- Behçet disease: a case report and review of the literature. O neurologista. 2007;13(4):209-14.

.76 Jiang Y, Zang M, Li S. PLR e LMR séricos na doença de Behçet: Podem mostrar a atividade da doença? Medicine. 2017;96.(21)

.77 IE Okatan MT, A Ateş, E Uslu Yurteri, ME Yayla, AB Dinçer Keleşoglu, TM Turgay, G Kinikli. Relação entre a atividade da doença e a razão neutrófilos-linfócitos, razão plaquetas-linfócitos e volume plaquetário médio na doença de behÇet. 2017.

.78 Perazzio SF, Soeiro-Pereira PV, dos Santos VC, de Brito MV, Salu B, Oliva MLV, et al. Soluble CD40L is associated with increased oxidative burst and neutrophil extracellular trap release in Behçet's disease. Arthritis Research & Therapy. 2017;19(1):235.

.79 Pietravalle F, Lecoanet-Henchoz S, Blasey H, Aubry J-P, Elson G, Edgerton MD, et al. O CD40L solúvel nativo humano é um trímero biologicamente ativo, processado nos microssomas. Journal of Biological Chemistry. 1996;271(11):5965-7.

.80 Hassan GS, Merhi Y, Mourad W. CD40 ligand: a neo-inflammatory molecule in vascular diseases. Immunobiology. 2012;217(5):521-32.

.81 Bello IF, Alvarez MT, Lopez-Longo FJ, Arias-Salgado EG, Martin M, Jiménez-Yuste V, et al. Platelet soluble CD40L and matrix metalloproteinase 9 activity are proinflammatory mediators in Behçet disease patients. Thrombosis and haemostasis. 2012;107(1):88-98.

Arash Salmaninejad, Seyedmojtaba Hosseini

Manifestações patológicas da doença de Behçet

1. Introdução

Quando a doença de Behçet foi inicialmente descrita por Hulusi Behçet em 1937, foi dito que a doença era um complexo trissintomático de ulcerações orais recorrentes, ulcerações genitais e uveíte (1). Esta doença pode afetar quase todos os sistemas e órgãos, incluindo os sistemas ocular, cardiovascular, gastrointestinal, renal, pulmonar, urológico, nervoso central e as articulações. Não existem testes laboratoriais de diagnóstico específicos ou achados histopatológicos para diagnosticar a doença. Por este motivo, o diagnóstico baseia-se em critérios clínicos e, frequentemente, são necessários vários anos para a confirmação da doença. As manifestações da doença variam nos doentes com DB. Os fenótipos clínicos são altamente heterogéneos e a evolução da doença varia em função de factores étnicos, geográficos e individuais. Além disso, a manifestação inicial e a combinação de sintomas clínicos são altamente heterogéneas entre os doentes, mesmo no mesmo grupo étnico. Alguns doentes apresentam apenas sintomas nas mucosas, enquanto outros sofrem de complicações sistémicas graves(1, 2).

Devido à ausência de quaisquer achados clínicos patognomónicos, foram propostos diferentes critérios de diagnóstico e classificação ao longo dos anos. Os critérios do Grupo de Estudo Internacional, que foi criado em 1990, têm uma enorme especificidade, mas carecem de sensibilidade. Para o ISG, a presença de ulcerações aftosas orais (o sintoma de apresentação mais comum) é obrigatória e a presença de quaisquer duas das seguintes manifestações clínicas, incluindo ulcerações genitais recorrentes, lesões cutâneas como lesões semelhantes a eritema nodoso, lesões papulopustulares, envolvimento ocular e teste de patergia positivo, é necessária para diagnosticar/classificar o doente como DB (Quadro 1) (3, 4).

Quadro 1- Critérios ISG para o diagnóstico de DB(4)

Critério	Descrição
Ulceração oral recorrente	Ulceração aftosa menor, aftosa maior ou herpetiforme observada pelo médico ou pelo doente que se repetiu pelo menos 3 vezes num período de 12 meses
Ulceração genital recorrente	Ulceração aftosa ou cicatrização observada pelo médico ou pelo doente
Lesões oculares	Uveíte anterior, uveíte posterior, células no vítreo ao exame com lâmpada de fenda ou vasculite da retina observada pelo oftalmologista
Lesões cutâneas	Eritema nodoso, pseudofoliculite, lesões papulopustulosas ou nódulos acneiformes observados pelo médico em doentes pós-adolescentes que não estejam a receber tratamento com corticosteróides
Teste de patergia positivo	Leitura pelo médico às 24 a 48 h

As caraterísticas mucocutâneas são os sintomas de apresentação mais comuns da doença(5). Outras manifestações cutâneas, como lesões semelhantes a eritema nodoso, tromboflebite superficial, lesões papulopustulosas, lesões semelhantes a pioderma gangrenoso, reação de patergia, lesões semelhantes à síndrome de Sweet e eritema multiforme podem ser observadas em cerca de 80% dos doentes com DB (58). Além disso, a púrpura palpável, as úlceras extra-genitais, as bolhas hemorrágicas, os furúnculos, as lesões do tipo periósteo, os abcessos e os enfartes subungueais podem ser observados menos frequentemente em doentes com DB(6, 7). O envolvimento clínico pode determinar o prognóstico e a doença pode levar a uma morbilidade e mortalidade significativas. A cegueira e o envolvimento neurológico são as principais causas de incapacidade e mortalidade (9).

Devido à baixa sensibilidade dos critérios ISG, foram criados os novos Critérios Internacionais para a Doença de Behçet (ICBD), criados por 27 países de diferentes partes do mundo em 2006, em substituição dos critérios ISG(4). Nos critérios ICBD, as manifestações vasculares (MVs) foram adicionadas aos 5 itens dos critérios ISG e a afta oral não é obrigatória para o diagnóstico. As manifestações vasculares foram definidas como flebite superficial, trombose venosa profunda, trombose venosa grande, trombose arterial e aneurisma, tendo sido utilizadas em muitos critérios antes do advento da ISG, por exemplo, nos critérios de Mason e Barnes, Hewitt, Hubault e Hamza, Dilsen, Japão revisto e Dilsen revisto(4, 10).

Por conseguinte, a ICBD utiliza seis itens. As várias manifestações clínicas nos critérios da ICBD têm um valor diagnóstico diferente. As lesões aftosas genitais e as lesões oculares têm maior valor diagnóstico. Estes dois itens são pontuados como 2, mas as lesões aftosas orais, as manifestações cutâneas e vasculares e o fenómeno de patergia são menos importantes do que os dois primeiros itens e recebem um ponto cada. A pontuação para o diagnóstico de DB é de pelo menos 3. Por outras palavras, um doente tem de obter ≥3 pontos para ser diagnosticado/classificado como tendo DB (Tabela 2) (4, 10).

Estudos realizados por di Meo et al. revelaram que os critérios ICBD têm maior sensibilidade, especificidade e exatidão do que os critérios ISG. Os critérios ICBD são mais adequados para diagnósticos nas áreas fora da Rota da Seda, especialmente em países com diferentes origens(4, 11).

Tabela 2- Critérios internacionais para a doença de Behçet - pontuação ≥ 3 pontos indica diagnóstico de Behçet
diagnóstico de Behçet (4)

Sinal/Sintoma	Ponto
Lesões oculares	2
Aftose genital	2
Aftose oral	2
Lesões cutâneas	1
Manifestações neurológicas	1
Manifestações vasculares	1
Teste de patergia positivo	

Sinais/sintomas maiores e menores

Os sinais menores podem aparecer com menos frequência do que os sinais maiores, mas também podem ser acompanhados por manifestações sistémicas mortais. A perfuração intestinal, a hemorragia intestinal, a regurgitação aórtica, as síndromes da veia cava superior e da veia cava inferior e os acidentes vasculares cerebrais podem ser as principais causas de morte. Entre os sintomas menores, os sintomas articulares são os mais frequentes, enquanto a epididimite ocorre ocasionalmente nos homens. Em alguns casos, os sintomas menores podem aparecer por si próprios, enquanto os sintomas principais são apenas parcialmente visíveis (Quadro 3). Por isso, é essencial efetuar um diagnóstico diferencial completo(12).

Tabela 3- Análise dos sintomas/sinais menores e maiores em doentes coreanos e turcos(13, 14)

Sinais/Sintomas	Análise de 200 casos na Turquia	Análise de 410 casos na Coreia
	71(36%)	-
Conjunto	55(23%)	-
Cardiovascular	27(14%)	42(10.2%)

	Gastrointestinal	15(8%)	-
Menor Sintoma	Pulmonar	19(10%)	48(11.7%)
	Neurológico	-	7(1.7%)
	Vascular	-	128(31.2%)
	Articular	196(98%)	407(99.3%)
	Ulceração oral	167(84%)	338(82.4%)
Sintoma principal	Ulceração genital	156(78%)	301(73.4%)
	Lesões cutâneas	81(41%)	162(39.5%)
	Lesões oculares		

Ocorrência

O primeiro sintoma mais frequente nos doentes com DB são as úlceras orais. Os segundos sintomas mais frequentemente observados são as úlceras genitais e as lesões cutâneas. A incidência de envolvimento ocular situa-se entre 40% e 60%(15).

Manifestações iniciais

A manifestação inicial em 80% dos doentes com doença de Behçet surge sob a forma de úlceras orais(13). As úlceras orais são indicadores precoces e o sintoma mais comum da doença. A caraterística das úlceras orais torna-as um fator importante no diagnóstico da doença. No entanto, podem ocorrer algumas excepções em que outros sintomas importantes precedem as úlceras orais (Tabela 4)(16).

Tabela 4- Primeiro sintoma principal a aparecer em 410 doentes coreanos(13)

Sintoma	Número de doentes/percentagem de doentes
Úlceras orais	330 (80,5)
Úlceras genitais	30 (7.3)
Lesões cutâneas	29 (7.1)
Lesões oculares	13 (3.2)
Dores nas articulações	8 (1,9)
Total	410 (100)

2. Manifestações mucocutâneas da doença de Behçet

As lesões mucocutâneas são a caraterística principal da doença. As caraterísticas mais frequentes da doença em todos os países são OU (92 - 100%), GU (57 - 93%) e lesões cutâneas (38 - 99%), juntamente com envolvimento ocular (29 - 100%) e articular (16 - 84%). As lesões cutâneas mais frequentemente observadas são lesões do tipo eritema nodoso (EN) (15 - 78%) e lesões papulopustulares (PPL) (28 - 96%)(7).

Úlceras orais:

Começam por ser pápulas dolorosas e evoluem para úlceras num curto espaço de tempo, lesões de forma redonda ou oval, bordo eritematoso redondo e acentuado, rodeadas por um halo eritematoso, cobertas por uma pseudomembrana branco-acinzentada, podem ser observadas em toda a mucosa oral, comumente localizadas na mucosa bucal e labial não queratinizada e na gengiva, podem aparecer na superfície lateral e ventral da língua, podem também aparecer no palato mole e duro, orofaringe e amígdalas, recorrentes pelo menos 3 vezes ao ano, podem ser únicas ou múltiplas, podem ocorrer após trauma local e intervenção dentária(9, 17, 18).

Tipos(17):

Menores (mais comuns) - diâmetro < 1 cm, (1-5 em número), superficiais, rodeados por uma auréola eritematosa moderadamente dolorosa, cicatrizando sem cicatrizes em 4-14 dias (Fig.1).

Major (forma menos comum) - diâmetro >1cm, 1-10 em número, morfologicamente semelhantes, muito dolorosos, mais persistentes e em cerca de 64% curam com formação de cicatriz em 2-6 semanas (Fig.2).

Herpetiforme (a menos comum) - diâmetro (2-3 mm) - culturas recorrentes de numerosas úlceras pequenas e dolorosas que podem tornar-se coalescentes. As úlceras herpetiformes duram geralmente 7 a 10 dias e cerca de 32% curam com cicatrizes (Fig. 3).

Traumatismo, estomatite aftosa recorrente (EAR), herpes simples, sífilis, VIH, herpangina, gengivoestomatite herpética primária e doença mão-pé-boca, líquen plano, eritema multiforme, pênfigo, carcinoma de células escamosas, neutropenia cíclica, medicamentos e doenças sistémicas, lúpus eritematoso sistémico, síndrome MAGIC, síndrome de Reiter e síndrome de Sweet, deficiências de ferro, vitamina e B12, ácido fólico, doença celíaca, neutropenia cíclica, linfoma. O stress, a fadiga, a menstruação, a insónia, a infeção do trato respiratório superior são factores agravantes comuns. A apresentação clínica das úlceras orais nos doentes com DB é diferente da dos doentes com lúpus eritematoso sistémico, síndrome de Reiter e doenças inflamatórias intestinais. Por exemplo, nos doentes com lúpus eritematoso, as úlceras orais têm um aspeto irregular e em forma de fenda, tendem a ocorrer no palato e cicatrizam com uma cicatriz. Nos doentes que sofrem da síndrome de Reiter, as lesões mucocutâneas podem incluir manchas vermelhas ou erosões superficiais indolores da mucosa. A lesão oral na doença de Crohn são as fissuras profundas, que se apresentam como úlceras lineares (18).

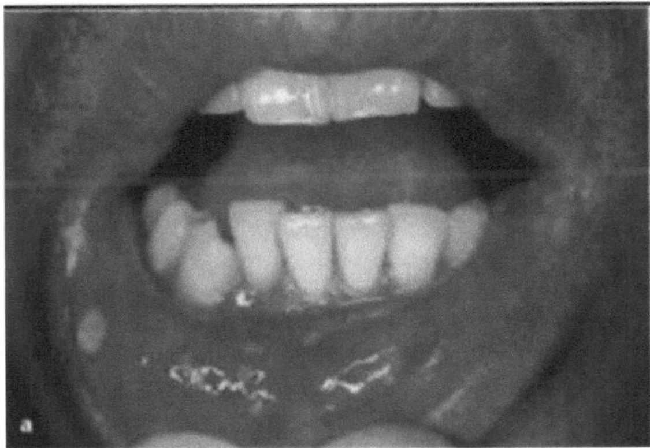

Figura 4 - Úlceras aftosas menores

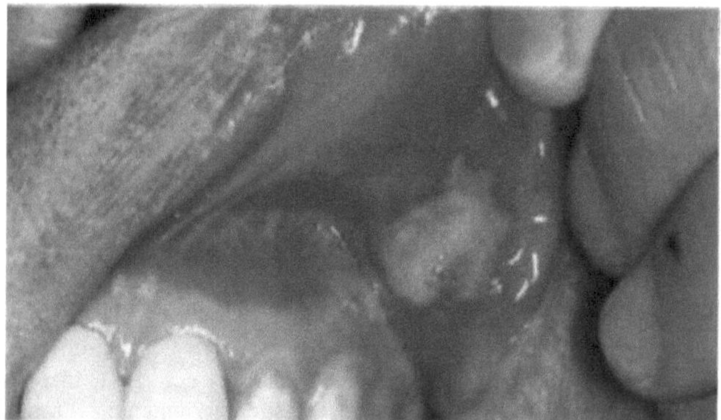

Figura 5- Principais úlceras orais

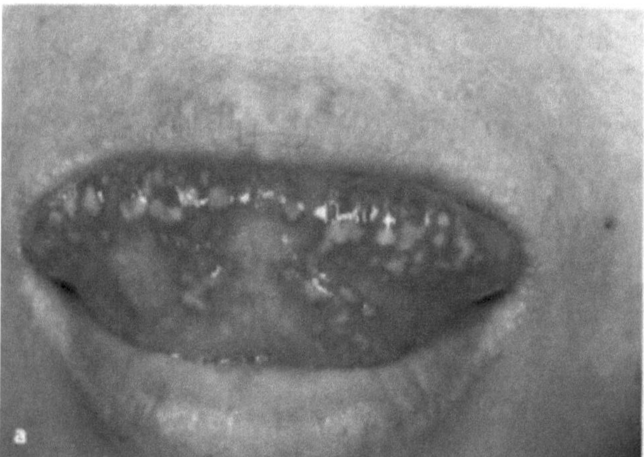

Figura 6 - Úlceras herpetiformes

Úlceras genitais:

Este termo é também descrito como aftose genital. Considerada como o segundo sintoma mais frequente observado na manifestação inicial da DB, observada em cerca de 80-90% dos doentes. A caraterística histopatológica da GU é semelhante à das úlceras aftosas orais, mas são maiores e mais profundas. Apresentam-se como lesões perfuradas e dolorosas com exsudado fibrinoso na sua base. Têm um bordo mais irregular do que as úlceras orais e a área mais frequentemente envolvida nos homens é o escroto, mas também se observam na haste peniana (Fig.4). Nas mulheres, ocorrem geralmente nos lábios (grandes lábios (71%) e pequenos lábios (10%), mas ocasionalmente a vagina e o períneo também podem ser afectados (Fig.5). As úlceras genitais são maiores e mais profundas nas mulheres. As GU grandes, com um diâmetro igual ou superior a 1 cm, cicatrizam com formação de cicatriz e são mais dolorosas nos homens, enquanto as úlceras pequenas, especialmente as dos pequenos lábios, podem cicatrizar sem cicatriz. Nas mulheres, as úlceras ulcerativas podem levar a perfurações (5-7, 20-22). Se as úlceras não estiverem infectadas secundariamente, geralmente cicatrizam em 10-30 dias(20).

Outras causas de úlceras genitais:

As úlceras genitais na síndrome de Behçet devem ser diferenciadas das doenças sexualmente transmissíveis (DST), como a sífilis, a infeção pelo vírus herpes simplex e o cancroide. Existem várias síndromes associadas a úlceras genitais, como a síndrome de Munchausen, a síndrome mielodisplásica, a síndrome hipereosinofílica, a tuberculose cutânea e a síndrome de imunodeficiência adquirida. Estas síndromes devem ser consideradas no diagnóstico diferencial. As ulcerações genitais também podem aparecer na erupção medicamentosa de Fix, líquen plano erosivo, eritema multiforme, dermatoses bolhosas otoimunes (2, 7, 23).

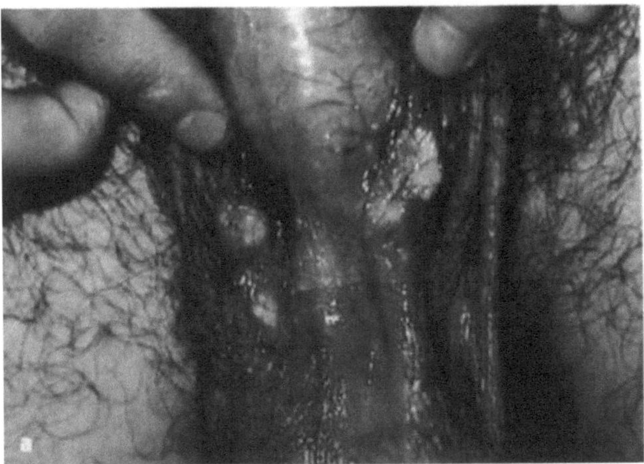

Figura 7-Múltiplas pequenas úlceras no escroto

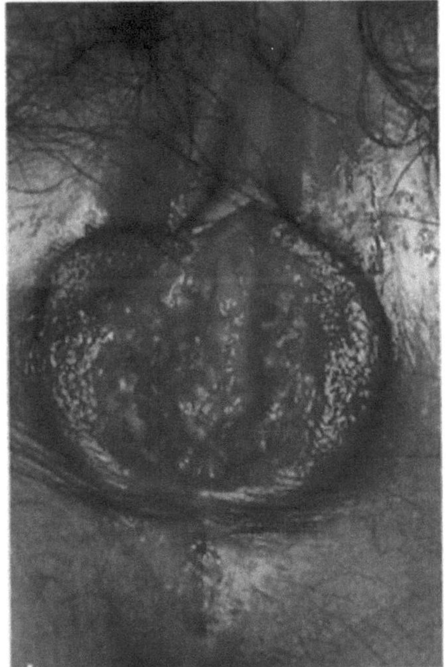

Figura 8 - Múltiplas pequenas úlceras na vulva

<u>**Lesões cutâneas**</u>

As lesões cutâneas podem ser divididas em lesões papulopustulares (Fig.7) e acneiformes (Fig.6), lesões nodulares e outras lesões cutâneas. Além disso, as lesões nodulares são classificadas como lesões do tipo eritema nodoso e tromboflebite superficial.

Lesões papulopustulares:

As lesões papulopustulares ou lesões acneiformes são manifestações cutâneas frequentes da DB e encontram-se em 30%-96% dos doentes. Estas lesões podem aparecer em qualquer localização e são morfologicamente semelhantes à acne do adolescente, mas a sua distribuição é mais generalizada do que a acne do adolescente, afectando as nádegas, os membros, o tronco e a face, sendo mais frequentemente observadas nos homens(17, 24, 25). Diri et al. mostraram que as lesões papulopustulosas são mais comuns em doentes com DB, artrite reactiva e doentes com teste cutâneo de puntura positivo(26, 27). As lesões papulopustulosas na doença de Behçet são mais frequentemente observadas na parte inferior do corpo, enquanto as lesões da acne adolescente se localizam mais frequentemente na parte superior. Para além disso, existem algumas diferenças entre as lesões papulopustulares da doença de Behçet e a acne vulgar. Por exemplo, a patogénese destas lesões é diferente da da acne vulgar. As lesões papulopustulares da doença de Behçet são descritas como pápulas e pústulas foliculares ou não foliculares rodeadas por uma auréola eritematosa, mas a acne vulgar é uma perturbação das glândulas sebáceas com factores hormonais(9, 28). Devido às caraterísticas polimórficas das lesões acneiformes, tais como pápulas inflamatórias, pústulas, nódulos e comedões não inflamatórios, mesmo os dermatologistas experientes não conseguem diferenciá-las(29). A única diferença é que as lesões associadas à DB envolvem mais frequentemente as extremidades do que a acne vulgar. O local mais comum na DB é o tronco seguido das extremidades, mas a face é a área mais comum na acne vulgar e em outras dermatoses(27). De acordo com alguns autores, as lesões foliculares, que mostram foliculite supurativa ou infiltração perifolicular, não devem ser consideradas lesões papulopustulares da DB, e apenas as lesões com achados histológicos vasosos e neutrofílicos devem ser consideradas lesões papulopustulares da DB(30). As lesões papulopustulares estão entre os elementos dos Critérios do Grupo de Estudo Internacional, tendo uma sensibilidade e especificidade de 70% e 76%, respetivamente(9).

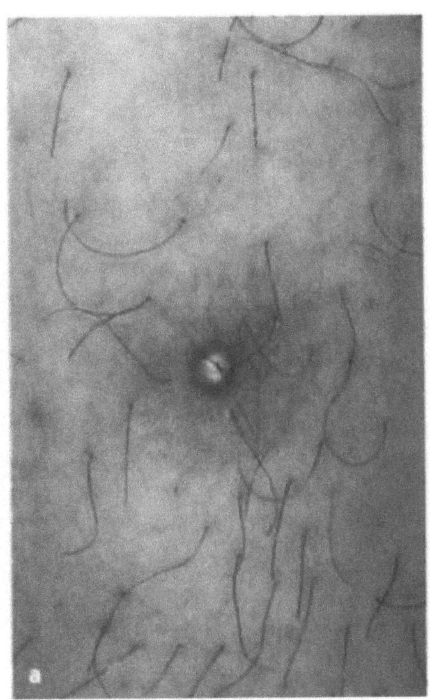

Figura

9- Lesões acneiformesFigura   *10- Lesão papulopustular*

Lesões do tipo eritema nodoso:

As lesões do tipo eritema nodoso (EN) são descritas pela presença de nódulos purpúreos, sensíveis, eritematosos e não ulcerativos, com 1-5 cm de diâmetro, que afectam predominantemente os membros inferiores, embora possam também localizar-se noutros locais, incluindo as extremidades superiores, nádegas, antebraços, coxa, região glútea e, menos frequentemente, a face e o pescoço (Fig. 8)(7, 31, 32). São registadas em até 50% dos doentes. As lesões do tipo EN têm uma frequência mais elevada no sexo feminino (70%) e geralmente desaparecem no espaço de 1-6 semanas com pigmentação residual(5, 7, 33, 34). Existem algumas diferenças entre as lesões do tipo Eritema Nodoso na DB e o eritema nodoso clássico. Por exemplo, as lesões na DB não ulceram, têm mais eritema e edema à volta das lesões do que o eritema nodoso clássico, a recorrência das lesões do tipo eritema nodoso na DB é comum, a vasculite neutrofílica é mais frequentemente observada do que no EN clássico (31, 35, 36).

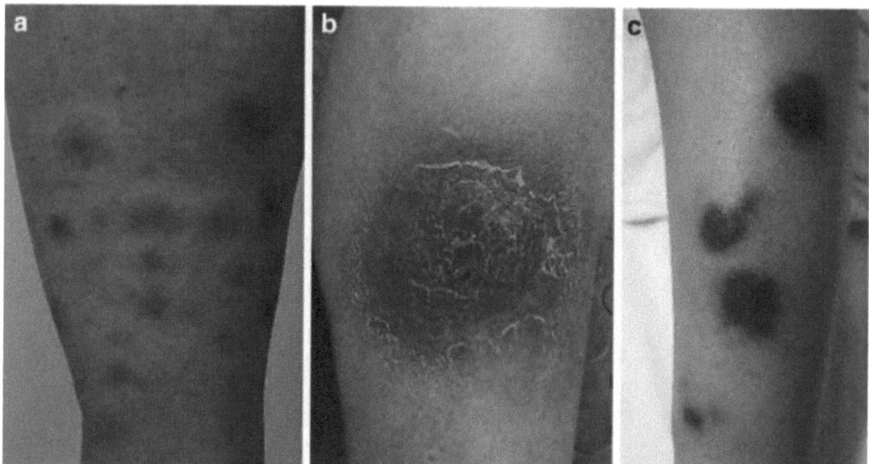

Figura 11 - Caraterísticas clínicas das lesões do tipo eritema nodoso

Tromboflebite superficial:

A doença de Behçet está associada a um vasto espetro de vasculite variável que pode afetar vasos de qualquer tamanho e tipo, mas o sistema venoso é o principal local afetado tanto na tromboflebite superficial como na trombose venosa profunda(37, 38). As lesões de tromboflebite superficial são nitidamente mais comuns no sexo masculino e caracterizam-se por nódulos subcutâneos palpáveis e dolorosos ou endurecimentos em forma de cordão com vermelhidão da pele sobrejacente (Fig.10). Na tromboflebite superficial, a veia safena magna é a veia mais afetada. A diferenciação entre a TS e as lesões do tipo EN, que podem ser clinicamente semelhantes, pode ser difícil a olho nu, mas é importante diferenciar a TS das lesões do tipo EN com a ultrassonografia de alta resolução (Fig. 9), porque a presença de TS indica uma doença mais grave e este envolvimento tem uma relação com a trombose venosa profunda e a trombose do seio dural no sistema nervoso central (7, 39-41). Neste caso, as lesões de tromboflebite superficial apresentam-se como nódulos hipoecogénicos que não são compressíveis com uma sonda, enquanto as lesões do tipo eritema nodoso são hiperecogénicas na ecografia dérmica(9).

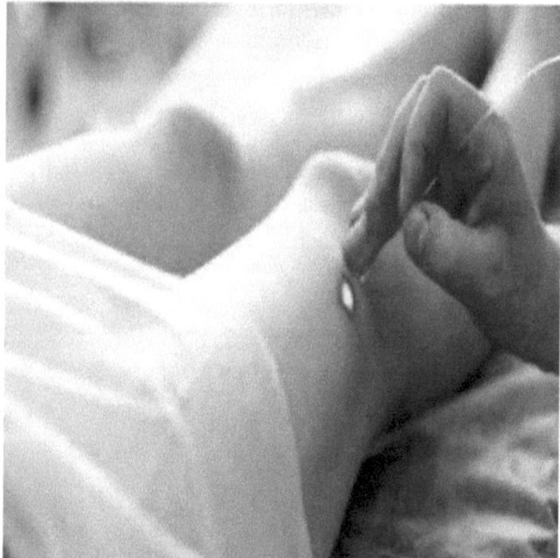

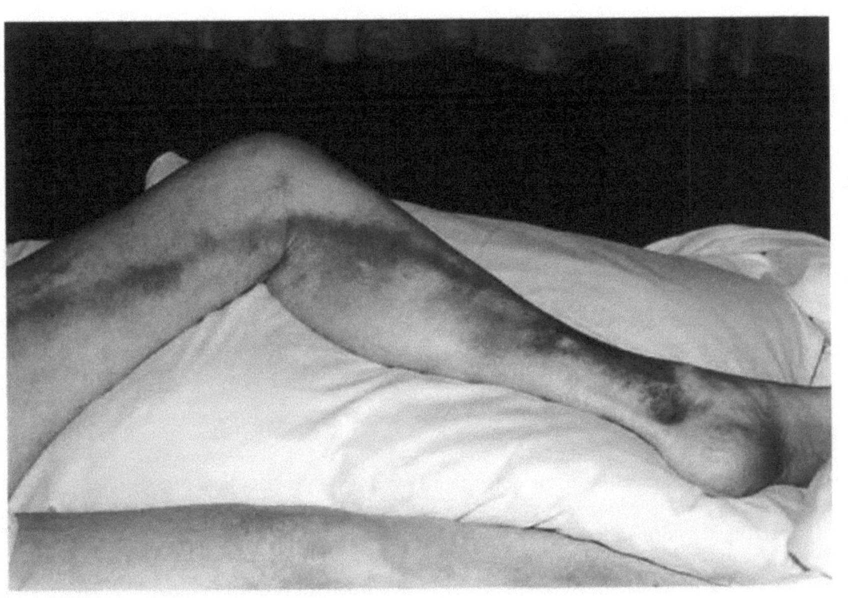

Figura 13- Caraterísticas clínicas da Tromboflebite Superficial(43)

Outras lesões cutâneas:

São raras outras lesões cutâneas, incluindo úlceras cutâneas extragenitais (úlceras extracutâneas), síndrome de Sweet, pioderma gangrenoso, vasculite leucocitoclástica, púrpura palpável, bolhas hemorrágicas, furúnculos, abcessos, lesões do tipo eritema multiforme, lesões do tipo pernióticas, lesões cutâneas do tipo poliarterite, lesões arteriais verdadeiras, enfartes subungueais(44, 45).

Úlceras extra-genitais (úlceras extracutâneas):

Estas úlceras são pouco frequentes e normalmente localizadas e observadas nas nádegas e na região anogenital, mas também podem estar presentes na pele das coxas, tronco, axilas, peito e área interdigital dos pés. Ocorrem em cerca de 3 % dos doentes(46). Têm 20 a 30 mm de tamanho e uma base necrótica amarelada. As úlceras extra-genitais são semelhantes às úlceras aftosas e normalmente cicatrizam deixando uma cicatriz atrófica redonda (Fig. 11)(2, 7, 44). São comuns em crianças com doença de Behçet. Estas úlceras são recorrentes e normalmente cicatrizam com uma ligeira cicatriz. Nalguns casos, as biopsias cutâneas de ulcerações extragenitais revelaram vasculite(44).

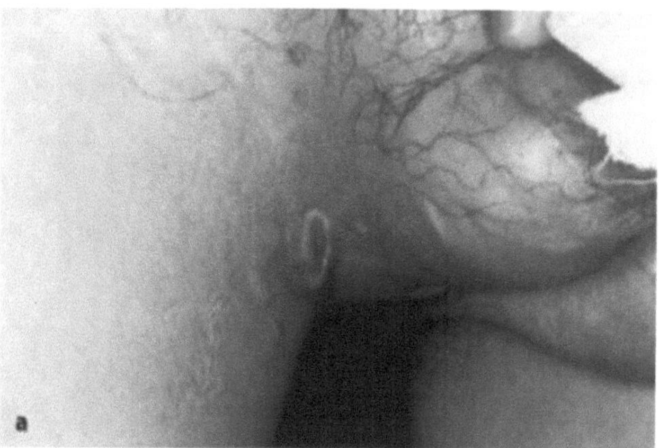

Figura 14- Úlceras extragenitais perfuradas

Lesões semelhantes à síndrome de Sweet:

A síndrome de Sweet (dermatose neutrofílica febril aguda) foi descrita pela primeira vez em 1964 por Robert Douglas Sweet. As lesões semelhantes à síndrome de Sweet são raramente observadas em doentes com DB e são normalmente observadas na face, no pescoço e nas extremidades. Estas lesões consistem em nódulos e placas inflamatórias dolorosas, associadas a febre e leucocitose (Fig.12). As lesões demonstram infiltrado neutrofílico, ou infiltrado inflamatório perivascular e periadnexal de linfócitos, histiócitos e neutrófilos na derme. Em alguns casos, também pode ser observada vasculite(47, 48).

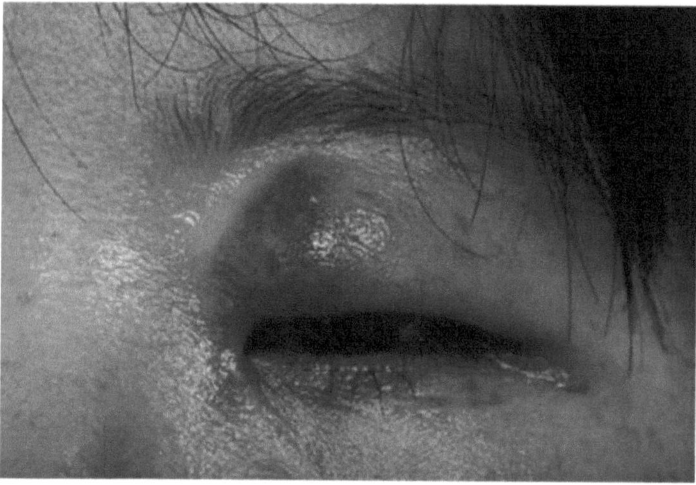

Figura 15- Lesões semelhantes à síndrome de Sweet

Pioderma gangrenoso:

O pioderma gangrenoso foi descrito pela primeira vez em 1930. As lesões do tipo pioderma gangrenoso são uma doença cutânea ulcerativa extremamente rara (Fig.13). A patogénese do pioderma gangrenoso permanece desconhecida, mas está provavelmente relacionada com uma dermatite neutrofílica com a mesma hipersensibilidade ao trauma que a DB. Em alguns casos, o pioderma gangrenoso está associado a uma doença sistémica, como a doença inflamatória intestinal. Também nalguns casos, o pioderma gangrenoso pode produzir a localização de lesões neutrofílicas noutros órgãos, como o coração, os gânglios linfáticos, os pulmões e o sistema nervoso central, o que é, em certa medida, semelhante à DB(49, 50).

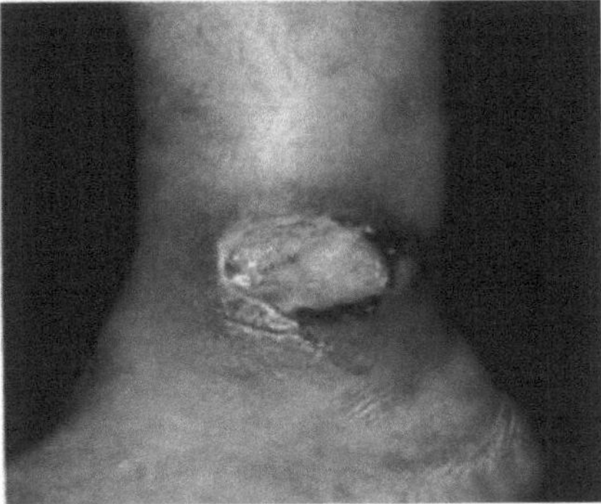

Figura 16- Pioderma gangrenoso

Úlceras vasculíticas necrotizantes:

Nalguns doentes com doença de Behçet, foi relatada uma vasculite necrosante grave como manifestação cutânea(51). A vasculite cutânea na doença de Behçet é principalmente uma tromboflebite ou venulite, com relativa preservação do compartimento arterial. Chen et al. descreveram que cerca de 48% dos doentes com DB apresentavam lesões cutâneas, em 31% dos casos tinham vasculite linfocítica e em 17% dos casos tinham vasculite leucocitoclástica. Foi recomendado que a inflamação vascular é a base patológica das lesões cutâneas na doença de Behçet. O espetro histológico vai desde a vasculite necrotizante totalmente desenvolvida com necrose fibrinóide marcada das paredes dos vasos até à inflamação perivascular com ou sem um infiltrado intersticial visível(33, 52). Lesões cutâneas do tipo poliarterite nodosa e panarterite necrosante afectam principalmente artérias de pequeno e médio calibre na junção dermissubcutânea, tendo sido também raramente relatadas na doença de Behçet(53).

Teste de Paternidade:

Nos doentes com DB, a pele é hiper-reactiva ao trauma de qualquer injeção intra-cutânea ou picada de agulha, o que é conhecido como patergia (teste da Behcetina). Blobner e Jensen foram os primeiros a descrever este fenómeno em 1937, tendo sido posteriormente confirmado por outros(54, 55). Nos critérios de Dilsen et al (1986) é dada ênfase ao teste de patergia positiva. Como já foi referido, a patergia é a hiper-reatividade da pele a uma picada de agulha, caracterizada pela formação de uma pústula estéril ou de uma pequena pápula 24-48 horas após uma picada de agulha intradérmica no local da punção(5, 6). A reação é considerada positiva se se formar uma pequena pápula ou pústula eritematosa endurecida no local da punção, com mais de 2 mm de diâmetro, que geralmente cicatriza em 3 ou 4 dias (Fig. 14)(5). Existem controvérsias sobre a histopatologia das reacções de patergia na doença de Behçet. Alguns autores afirmaram haver infiltração neutrofílica com vasculite leucocitoclástica, enquanto outros encontraram infiltração mista(6, 9). A positividade do teste varia com a localização geográfica, tendo-se verificado uma elevada positividade do teste de patergia nos países do Mediterrâneo e do Médio/Extremo Oriente (40-98%), nestes países, o teste de patergia é um parâmetro importante no diagnóstico da DB, mas foi pouco frequente nos países do Norte da Europa e nos Estados Unidos, pelo que o valor diagnóstico do teste é limitado nos países do Norte da Europa e nos Estados Unidos(5, 6). O teste de patergia é mais fortemente positivo nos doentes do sexo masculino do que nos do sexo feminino. Este curioso fenómeno é quase exclusivo da síndrome de Behçet, embora também possa ser observado no pioderma gangrenoso, na síndrome de Sweet, no eritema elevatum diutinum e também em doenças inflamatórias intestinais como a colite ulcerosa e a doença de Chron. A presença de uma reação de patergia positiva ajuda a confirmar o diagnóstico de DB, mas a ausência de reação não o exclui. A positividade do teste de patergia não está associada à gravidade e à idade de início da doença(6, 56, 57).

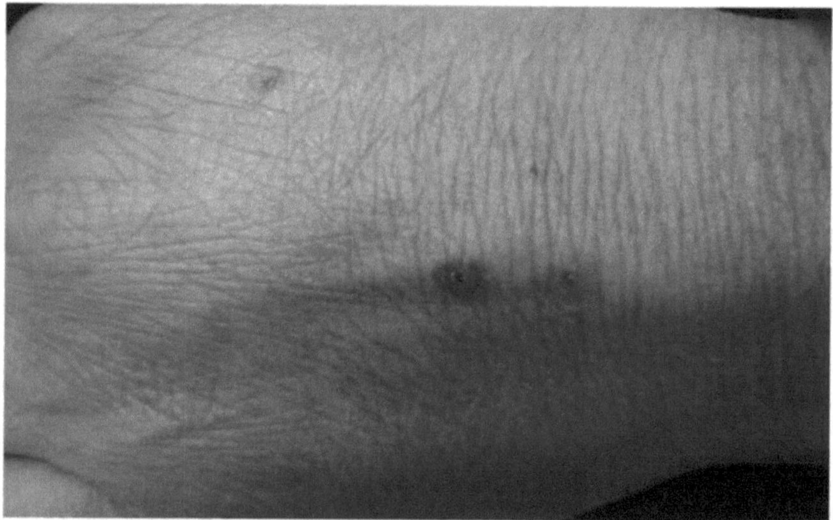

Figura 17 - Patergia positiva no dorso da mão

O teste de cristais de urato demonstrou ser mais sensível do que o teste de patergia formal na demonstração de inflamação anormal na DB. Uma reação eritematosa é a resposta habitual a uma injeção intradérmica de 2,5 mg de cristais de urato, com um máximo de 24 horas e uma cura maioritária às 48 horas. A especificidade e a sensibilidade do teste de cristais de urato foram registadas em 100% e 61% para o diagnóstico de DB(58).

3.   Envolvimento sistemático

Envolvimento ocular:

O envolvimento ocular é uma das principais manifestações da DB e é uma das principais causas de morbilidade. O envolvimento ocular é observado em 40-60% dos doentes com DB. No entanto, é observado em 70% dos homens e dos jovens e em 30% dos idosos e das mulheres(59, 60). A Turquia e o Japão têm a taxa de prevalência mais elevada da doença(2, 23). A doença é mais frequente no sexo masculino do que no feminino e está associada a um mau prognóstico visual nos homens(6, 7). A idade média de início da uveíte situa-se entre os 20 e os 30 anos nos homens e os 30 anos nas mulheres(61). Os sintomas oculares são geralmente bilaterais e seguem as úlceras orais e genitais em 3-4 anos. Pode ser a manifestação inicial da doença em cerca de 10-20% dos casos(2, 61). Por vezes, o intervalo de tempo entre a manifestação inicial e o envolvimento ocular pode ser de 14 anos. O risco estimado de perda visual aos 5 anos varia entre 15 e 25% (61, 62). O aspeto ocular caraterístico é a panuveíte bilateral, mais uveíte anterior e/ou posterior e vasculite retiniana. A uveíte anterior é mais comum no sexo feminino, enquanto a panuveíte é frequentemente observada no sexo masculino(2, 63). A uveíte anterior com hipópio, em que o exsudado inflamatório branco forma uma camada visível de células na câmara anterior, é um sinal caraterístico da DB ocular, mas é observada com um hipópio transitório também 25% dos casos(64). Um único ataque geralmente cura-se espontaneamente sem deixar sequelas, mas quando os ataques se tornam sucessivos, podem causar sequelas graves. A melhoria ocorre normalmente de forma tão lenta que, antes de a lesão melhorar, ocorre novamente um novo ataque que leva a sequelas graves, como sinéquias, cataratas e, menos frequentemente, glaucoma (2, 61, 65, 66). Outros envolvimentos oculares na DB incluem iridociclite, queratite, esclerite, vitrite, episclerite, hemorragia vítrea, neurite ótica, neovascularização da retina e cicatrizes coriorretinianas (Tabela 6). A uveíte posterior e a vasculite retiniana são as principais causas de cegueira(2). Algumas causas infecciosas ou não infecciosas de uveíte, incluindo toxoplasmose, herpesvírus, sífilis, tuberculose, doença de Lyme, doença da arranhadura do gato e doença de Whipple, devem ser diferenciadas da inflamação intraocular associada à DB através de testes adequados(2).

Tabela 5- Achados oculares em 239 doentes coreanos com doença de Behçet(67)

Achados oculares	Número de olhos	Percentagem de olhos
Irite	258	64.0
Vasculite oclusiva	138	34.2
Catarata, complicada	93	23.1
Corioretinite	79	19.6
Degenerescência da retina	56	13.9
Glaucoma, complicado	28	6.9
Hemorragia da retina	21	5.2
Descolamento da retina	2	0.5

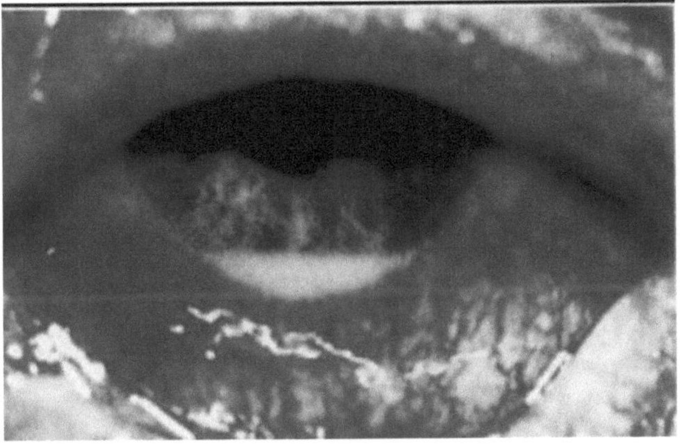

Figura 18- Hipópio crónico de doente com doença de Behçet demonstrando uma inflamação profunda do segmento anterior

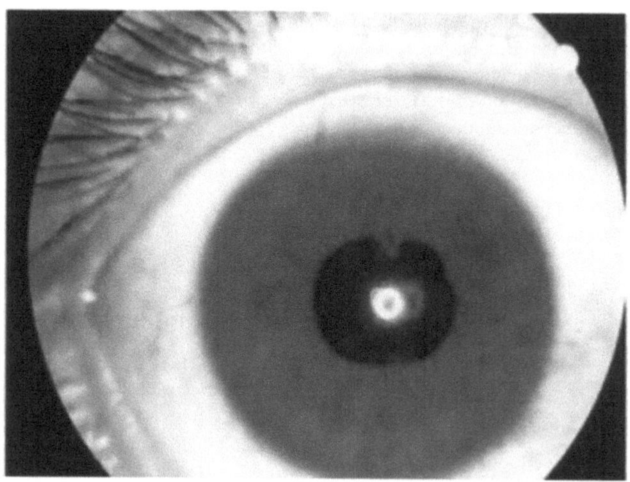

Figura 19- Formação de sinéquias posteriores na doença de Behçet

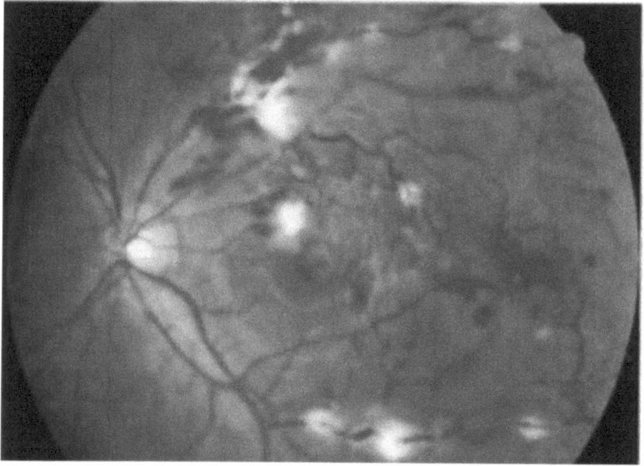

Figura 20- Fotografia do fundo do olho de uma vasculite retiniana típica da doença de Behçet

Envolvimento neurológico:

O envolvimento do sistema nervoso central, também designado por Doença de Neuro Behçet (NBD), pode ocorrer em 510% dos doentes com DB. O envolvimento neurológico é uma das manifestações mais agressivas e uma das causas mais graves de morbilidade e mortalidade a longo prazo da DB, com um prognóstico grave. Ocorre geralmente dentro de 5 anos após o início da doença e é mais frequente em homens jovens, com uma idade média de 26 a 27 anos. O envolvimento do sistema nervoso central é mais frequentemente relatado do que o envolvimento do sistema nervoso periférico(14, 68). O envolvimento neurológico divide-se, grosso modo, em dois tipos: parenquimatoso e não parenquimatoso. O envolvimento parenquimatoso do cérebro é mais comum (cerca de 80%) nos doentes com DB, envolvendo particularmente o tronco cerebral e/ou os gânglios basais, mas também pode afetar lesões da medula espinal e dos hemisférios, e está associado a um pior prognóstico do que o envolvimento não parenquimatoso(14, 69). A manifestação clássica é a meningoencefalite(9, 70). Todas as formas de manifestações neurológicas foram descritas em doentes com DB, incluindo convulsões, cefaleias, síndromes do tronco cerebral, disfunção diencefálica, síndromes cerebelares, hipertensão intracraniana benigna, afasia, ataxia, paralisia pseudobulbar, hemiplegia, paralisias dos nervos cranianos, mielopatia e mononeurite múltipla. Podem também ser detectados sintomas e sinais cerebelares e sensoriais, distúrbios esfincterianos e alterações comportamentais. A manifestação mais frequentemente observada são os sinais do trato piramidal(71, 72). O acidente vascular cerebral, a perturbação do movimento, o tumor cerebral, a epilepsia, a síndrome meníngea aguda e a neuropatia ótica também podem ocorrer menos frequentemente. As lesões não parenquimatosas incluem trombose do seio dural, vasculite arterial, meningite asséptica e oclusão arterial, e aneurismas(73). Na doença não parenquimatosa, a trombose do seio venoso é a manifestação vascular mais frequente, seguida da trombose das veias cerebrais corticais (TVC), mas os abcessos cerebrais são raros. Nas manifestações vasculares, é muito mais provável que as veias sejam afectadas do que as artérias. A cefaleia, que é causada por hipertensão intracraniana devido a trombose do seio dural, é o sintoma neurológico mais comum entre os doentes com DB com doença não parenquimatosa. A trombose venosa cerebral, que é causada pela trombose dos canais venosos no cérebro, pode resultar em acidente vascular cerebral. Os sintomas de AVC, como confusão, fraqueza da face e dos membros de um lado do corpo e tonturas, também podem ocorrer. O prognóstico da trombose do seio dural é relativamente benigno em comparação com o envolvimento do parênquima (23, 37, 74). O envolvimento do parênquima e uma elevada concentração de proteínas ou contagem de células no exame do líquido cefalorraquidiano (LCR) estão associados a um mau prognóstico na DB(17). O diagnóstico diferencial do envolvimento neurológico na DB inclui muitas doenças neurológicas. A esclerose múltipla é uma delas. Embora a RM contribua de forma útil para a distinção entre a EM e o envolvimento neurológico na DB, quando a lesão predominante se situa na substância branca periventricular, pode ser difícil discriminá-la das lesões da esclerose múltipla. Para além da esclerose múltipla, o envolvimento neurológico na DB deve ser considerado no diagnóstico diferencial de infeção do sistema nervoso central (especialmente quando há pleocitose do líquido cefalorraquidiano e febre), doença cerebrovascular, tumores cerebrais e mielopatia compressiva. O AVC em adultos jovens, as perturbações do movimento, as doenças oclusivas sinoviais intracranianas e a hipertensão intracraniana devem ser considerados no diagnóstico diferencial do envolvimento neurológico da DB(75, 76).

Envolvimento gastrointestinal:

A frequência do envolvimento gastrointestinal é variável em diferentes populações (3-26%), sendo muito mais frequente no Japão e na Coreia (15-45%) do que no Médio Oriente e no Mediterrâneo (59, 77, 78). Não existem diferenças significativas na frequência de envolvimento gastrointestinal entre homens e mulheres(6, 7). As manifestações do sistema gastrointestinal podem ocorrer em todo o trato gastrointestinal, desde o esófago até ao ânus e seguem as úlceras orais em 4,5-6 anos. As úlceras são mais frequentemente descritas no íleo terminal, menos frequentemente no cólon e poupando o reto, seguidas pelo ceco e outros segmentos do cólon(79). As úlceras ileocecais apresentam uma tendência distinta para perfurar. Estas úlceras podem levar a sintomas de dor abdominal, diarreia ou obstipação e proctorragia, bem como abdómen agudo, que podem ser os sinais de uma úlcera perfurada(35, 80). As úlceras do estômago e do intestino delgado podem ser a causa de gastrite, úlceras pépticas, dor abdominal, dispepsia, vómitos e diarreia, enquanto a disfagia, a dor retroesternal e a hematemese se devem a úlceras esofágicas. Por vezes, o diagnóstico diferencial da DB com a doença de Crohn é difícil e pode ser um desafio. Por exemplo, na doença de Crohn ocorrem lesões no intestino delgado, mas na DB são observadas úlceras na região ileocecal e no cólon ascendente proximal. Na doença de Crohn, as úlceras eram essencialmente longitudinais com distribuição segmentar ou difusa, ao passo que na DB as úlceras eram geralmente redondas ou ovais. Geralmente, a confirmação da doença é aprovada por um gastroenterologista com avaliação endoscópica, biopsia e/ou imagiologia(35, 81).

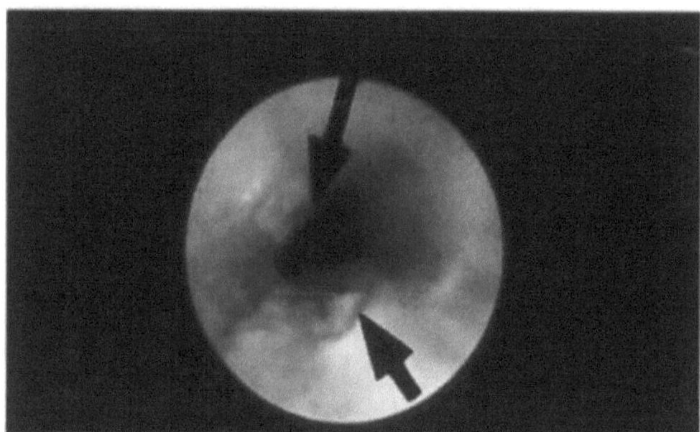

Figura 21- úlceras gastrointestinais

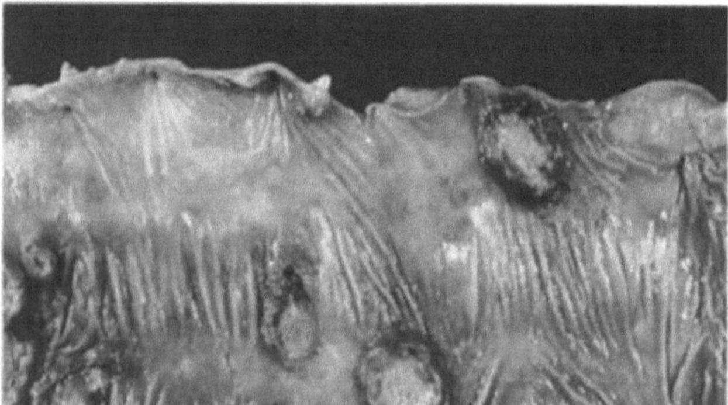

Figura 22- Achados macroscópicos de ulcerações intestinais múltiplas perfuradas num adulto

Envolvimento articular:

O envolvimento articular é observado em cerca de 30-70% dos doentes com DB. O envolvimento articular pode ocorrer como o primeiro sintoma em cerca de 16,5% dos doentes com DB(6). O envolvimento articular é mais comum em doentes do sexo feminino(32). O aumento da incidência do envolvimento articular está significativamente associado à presença de lesões cutâneas (eritema nodoso) na DB. Afecta principalmente as extremidades inferiores, especialmente os joelhos, mas os pulsos, tornozelos e cotovelos também podem ser envolvidos(6, 9). O envolvimento das pequenas articulações das mãos e dos pés é menos comum. O envolvimento articular é normalmente observado sob a forma de artrite ou artralgia. A artralgia é principalmente de tipo inflamatório, encontrando-se em até 80 % dos doentes(82). A doença articular, que pode ser simétrica, é geralmente monoarticular ou oligoarticular e o tempo de cura é de algumas semanas, mas pode demorar várias semanas ou meses a recuperar. É geralmente transitória, sem erosão e deformidade. Raramente se observa artrite crónica ou poliarticular e osteonecrose(23, 35). O envolvimento articular pode causar confusão diagnóstica com artropatias seronegativas, artrite reumatoide e artrite psoriática.

Quando o envolvimento das articulações é agudo e transitório, a doença é semelhante à febre reumática. A forma crónica e poliarticular, que é uma exceção, imita a artrite reumatoide. No entanto, as alterações articulares observadas na artrite reumatoide são de carácter destrutivo(83). A análise do líquido sinovial e as biópsias sinoviais podem ser solicitadas para ajudar no diagnóstico, determinando o tipo de células que podem diferenciar a artrite reumatoide da artrite da DB. Os testes serológicos são aplicados principalmente para ajudar a confirmar um diagnóstico específico e as anomalias serológicas são observadas nas artropatias inflamatórias(84). Por exemplo, durante os ataques de artrite, a taxa de sedimentação de eritrócitos (ESR) e a proteína C-reactiva estão normalmente aumentadas (85-88). As artropatias seronegativas apresentam maioritariamente lesões cutâneas psoriasiformes, sacroiliíte, envolvimento axial frequente e entesopatias periféricas, bem como insuficiência aórtica(9).

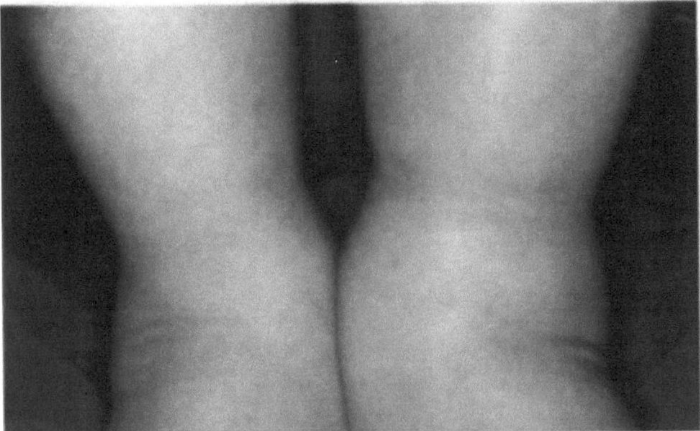

Figura 23 - Edema difuso de ambas as articulações do tornozelo

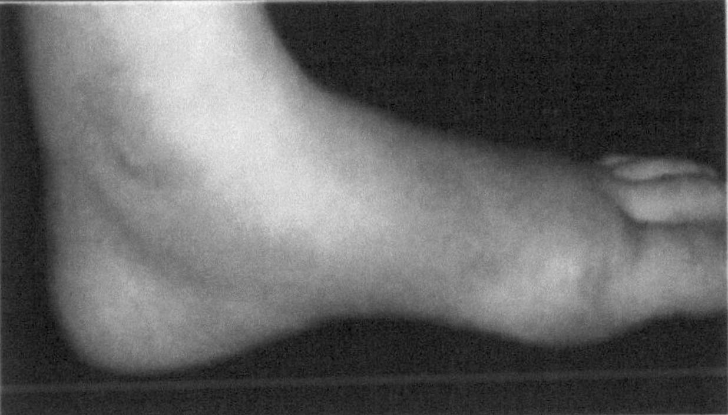

Figura 24- Inchaços difusos do dorso do pé

Envolvimento vascular:

A DB é uma vasculite sistémica, o que significa que a doença pode afetar vasos de qualquer tamanho e tipo. A prevalência do envolvimento vascular foi registada em 1,8-33% dos doentes com DB, sendo mais frequente no sexo masculino do que no feminino (2, 6, 35). As complicações do sistema venoso são mais comuns do que o envolvimento do sistema arterial. O sistema venoso é o principal local afetado, resultando tanto em tromboflebite superficial como em trombose venosa profunda, que ocorrem em 30-40% dos doentes com DB(37, 38). Os locais mais frequentes de trombose venosa são as extremidades inferiores, principalmente os membros inferiores(89). A trombose das grandes veias é menos frequente do que a trombose venosa profunda (TVP) dos membros. A trombose de grandes veias afeta principalmente as veias cavas superior e inferior, mas também pode envolver as veias mesentérica, porta, hepática, renal, esplênica, seio dural, axilar subclávia, jugular e ilíaca. A oclusão das veias hepáticas que drenam o fígado, que é uma condição muito rara, causa uma síndrome de Budd-Chiari, levando à mortalidade(38, 90). Para além da síndrome de Budd-Chiari, as tromboses da veia cava superior e inferior (ocorrem em 0,2-9% dos doentes) e dos seios durais estão associadas a um mau prognóstico em doentes com DB (17, 38, 91). A síndrome de Hughes-Stovin é caracterizada pela combinação de múltiplos aneurismas da artéria pulmonar e deve ser diferenciada da DB, na qual se observa trombose venosa profunda, frequentemente envolvendo a veia cava, acompanhada de um ou múltiplos aneurismas arteriais pulmonares. O envolvimento arterial é menos frequente (3-12%) em doentes com DB. O envolvimento do sistema arterial pode ser observado nas artérias aorto-ilíacas, carótidas, pulmonares, femorais e poplíteas, levando a trombose, aneurismas, fraqueza de pulso ou potencial hemorragia com risco de vida. Os aneurismas arteriais pulmonares, que ocorrem em 1% dos doentes, são uma causa importante de morbilidade e mortalidade na DB. A hemoptise é o principal sintoma, e estes doentes têm habitualmente uma elevada prevalência de tromboflebite e trombose venosa profunda(92). As manifestações arteriais na DB assemelham-se às da arterite de Takayasu, incluindo a formação de aneurismas e a oclusão das artérias. Sugere-se que o envolvimento arterial da DB pode resultar da vasculite neutrofílica, que tem como alvo os vasa vasorum(93). De acordo com estudos histopatológicos, foi demonstrado que o número de vasa vasorum infiltrados com neutrófilos e linfócitos estava significativamente aumentado na doença de Behçet em comparação com a arterite de Takayasu(93).

Tabela 6 - Envolvimento vascular na doença de Behçet(29)

Envolvimento arterial

Vasculite arterial sistémica

Aneurismas/pseudo aneurismas

Estenose

Oclusões

Envolvimento venoso

Oclusão venosa

Trombose venosa superficial

Trombose venosa profunda

Trombose da veia cava

Varizes

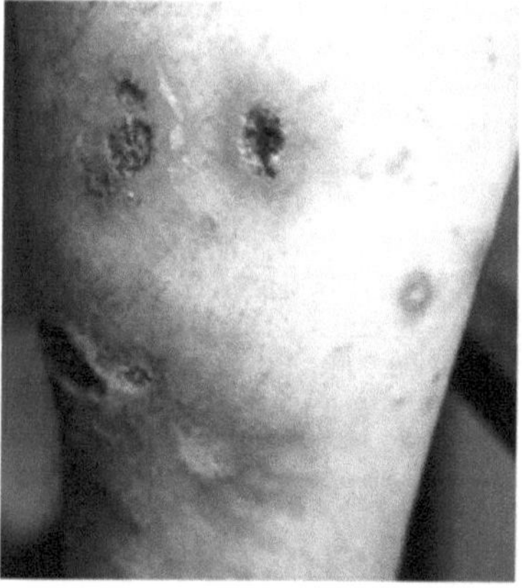

Figura 25- Úlceras devidas a vasculite e insuficiência venosa(94)

Envolvimento pulmonar:

O envolvimento pulmonar é raro na DB, sendo observado em 0,9% dos casos. Tem uma maior prevalência no sexo masculino do que no feminino(6, 7). Vários factores, como vasculite, embolia, fibrose, pleurisia e infeção, têm sido implicados na etiologia das manifestações pulmonares. As manifestações estão principalmente relacionadas com a vasculite das veias pulmonares, artérias e capilares septais. O envolvimento vascular pulmonar pode levar a aneurisma da aorta ou da artéria pulmonar, trombose (principalmente na veia cava), hemorragia, enfarte pulmonar, derrames pleurais e fibrose pulmonar focal ou difusa. Os aneurismas pulmonares são uma das principais causas de mortalidade na DB e são mais comuns do que as tromboses, tendendo também a ser múltiplos. A artéria pulmonar é o segundo local mais comum de envolvimento arterial na DB e a rutura de um aneurisma arterial é uma causa significativa de mortalidade na DB. A hemoptise é o sintoma mais comum e predominante do aneurisma arterial pulmonar(95-97).

Envolvimento cardíaco:

O envolvimento cardiovascular é mais frequente no sexo masculino do que no feminino. O envolvimento cardíaco pode envolver as 3 túnicas(98, 99). Embora o envolvimento cardíaco seja pouco frequente na DB, foram descritos nestes doentes miocardite, lesões valvulares, pericardite, aneurismas ventriculares, trombose intracardíaca, vasculite coronária e muitos outros (17, 99, 100).

Envolvimento do sistema geniturinário

O envolvimento renal não é frequente na DB e a forma mais comum é a amiloidose, que ocorre em doentes com doença de longa duração não controlada com terapêutica ou não cumpridora da mesma. O envolvimento renal pode apresentar-se como glomerulonefrite, proteinúria, hematúria e leucocitúria (81, 95, 101). A orquite (uma infeção do testículo) e a epididimite (uma inflamação do epidídimo) também podem ocorrer em 4 a 11% dos doentes com DB e podem ser ocasionalmente recorrentes(35, 70). A epididimite pode ser um inchaço doloroso ou indolor, mas a orquite é dolorosa. Os ataques duram alguns dias ou semanas(9).

Referências:

1.   Behcet H. Uber rezidivierende, aphthose durch ein Virus verursachte Geschwure am Mund, am Auge und an den Genitalian. Dermatol Wochenschr. 1937;105:1152-7.

2.   Evereklioglu C. Conceitos actuais sobre a etiologia e o tratamento da doença de Behçet. Pesquisa de oftalmologia. 2005;50(4):297-350.

3.   Weichsler B, Davatchi F, Mizushima Y, Hamza M, Dilsen N, Kansu E, et al. Critérios para o diagnóstico da doença de Behçet. Lancet. 1990;335(8697):1078-80.

4.   Davatchi F. Critérios de diagnóstico/classificação da doença de Behçet. Investigação em patologia internacional. 2011;2012.

5.   Gürler A, Boyvat A, Türsen U. Manifestações clínicas da doença de Behçet: uma análise de 2147 doentes. Jornal médico de Yonsei. 1997;38:423-7.

6.   Tursen U, Gurler A, Boyvat A. Avaliação dos achados clínicos de acordo com o sexo em 2313 doentes turcos com doença de Behçet. Revista internacional de dermatologia. 2003;42(5):346-51.

7.   Alpsoy E, Zouboulis CC, Ehrlich GE. Lesões mucocutâneas da doença de Behçet. Jornal médico de Yonsei. 2007;48(4):573-85.

8.   Onder M, Gürer M. As múltiplas faces da doença de Behçet e os seus factores etiológicos. Jornal da Academia Europeia de Dermatologia e Venereologia. 2001;15(2):126-36.

9.   Kokturk A. Manifestações clínicas e patológicas com diagnóstico diferencial na doença de Behçet. Investigação em patologia internacional. 2011;2012.

10.   Salmaninejad A, Gowhari A, Hosseini S, Aslani S, Yousefi M, Bahrami T, et al. Genetics and immunodysfunction underlying Behçet's disease and immunomodulant treatment approaches. Jornal de Imunotoxicologia. 2017;14(1):137-51.

11.	Nicola di Meo SB, Vidimari P, Bonin S, Trevisan G. Análise dos critérios de diagnóstico na doença de adamantiades-Behçet: um estudo retrospetivo. Indian journal of dermatology. 2013;58(4):275.

12.	Bang D, Oh S, Lee K-H, Lee E-S, Lee S. Influência do sexo nos doentes com doença de Behçet na Coreia. Doença de Adamantiades-Behçet: Springer; 2004. p. 59-63.

13.	Kim HJ, Bang D, Lee SH, Yang DS, Kim DH, Lee KH, et al. Síndrome de Behçet na Coreia: um olhar sobre o quadro clínico. Yonsei Med J. 1988;29(1):72-8.

14.	Akman-Demir G, Serdaroglu P, Tasçi B, Group* N-BS. Padrões clínicos de envolvimento neurológico na doença de Behçet: avaliação de 200 doentes. Brain. 1999;122(11):2171-82.

15.	Zouboulis CC. Morbus Adamantiades-Behçet in Deutschland: Historischer Rückblick und aktueller Kenntnisstand. H+ G Zeitschrift für Hautkrankheiten. 1996;71(6):491-501.

16.	Gharibdoost F, Davatchi F, Shahram F, Akbarian M, Chams C, Chams H, et al. C 11 Manifestações clínicas da doença de Behçet no Irão. Análise de 2068 casos. La Revue de Médecine Interne. 1993;14:28s.

17.	Mendes D, Correia M, Barbedo M, Vaio T, Mota M, Gonçalves O, et al. Doença de Behçet - uma revisão contemporânea. Journal of Autoimmunity. 2009;32(3):178-88.

18.	Field E, Allan R. Oral ulceration-aetiopathogenesis, clinical diagnosis and management in the gastrointestinal clinic. Alimentary pharmacology & therapeutics. 2003;18(10):949-62.

19.	Main D, Chamberlain M. Clinical differentiation of oral ulceration in Behçet's disease (Diferenciação clínica da ulceração oral na doença de Behçet). Rheumatology. 1992;31(11):767-70.

20.	Mat MC, Goksugur N, Engin B, Yurdakul S, Yazici H. A frequência de cicatrizes após úlceras genitais na síndrome de Behçet: um estudo prospetivo. Revista Internacional de Dermatologia. 2006;45(5):554-6.

21.	Mat C, Yurdakul S, Sevim A, Ozyazgan Y, Tüzün Y. Síndrome de Behçet: factos e controvérsias. Clínicas em dermatologia. 2013;31(4):352-61.

22.	Hiz O, Ediz L, Gülcü E, Tekeoglu i. Efeitos da doença de Behçet na função sexual e no estado psicológico de doentes do sexo masculino. A revista de medicina sexual. 2011;8(5):1426-33.

23.	Yurdakul S, Yazici H. Síndrome de Behçet. Melhor Prática e Investigação em Reumatologia Clínica. 2008;22(5):793-809.

24.	Alpsoy E, Donmez L, Bacanli A, Apaydin C, Butun B. Revisão da cronologia das manifestações clínicas em 60 doentes com doença de Behçet. Dermatology. 2003;207(4):354-6.

25.	Faezi ST, Paragomi P, Shahram F, Shams H, Shams-Davatchi C, Ghodsi Z, et al. Caraterísticas clínicas da doença de Behçet em doentes sem aftose oral. Reumatologia Moderna. 2014;24(4):637-9.

26.	Diri E, Mat C, Hamuryudan V, Yurdakul S, Hizli N. As lesões cutâneas papulopustulares são mais frequentes em doentes com síndrome de Behçet9s que têm artrite: um estudo controlado e mascarado. Annals of the rheumatic diseases. 2001;60(11):1074-6.

27.	Alpsoy E, Aktekin M, Er H, Durusoy Ç, Yilmaz E. Um estudo aleatório, controlado e cego de lesões papulopustulares em doentes turcos com doença de Behçet. Revista Internacional de Dermatologia. 1998;37(11):839-42.

28.	Kienbaum S, Zouboulis C, Waibel M, Orfanos C, editores. As lesões cutâneas papulopustulares na doença de Adamantiades-Behçet apresentam um padrão histopatológico semelhante ao das manifestações mucocutâneas clássicas. Doença de Behçet: Proceedings of the 6th International Conference on Behçet's Disease; 1993: Elsevier Science Amsterdam, The Netherlands.

29.	Calamia KT, Schirmer M, Melikoglu M. Envolvimento dos vasos principais na doença de

Behçet. Opinião atual em reumatologia. 2005;17(1):1-8.

30.   Jorizzo JL, Abernethy JL, White WL, Mangelsdorf HC, Zouboulis CC, Sarica R, et al. Critérios mucocutâneos para o diagnóstico da doença de Behçet: uma análise dos dados clinicopatológicos de vários centros internacionais. Journal of the American Academy of Dermatology. 1995;32(6):968-76.

31.   Demirkesen C, Tüzüner N, Mat C, Senocak M, Büyükbabani N, Tüzün Y, et al. Avaliação clinicopatológica das lesões cutâneas nodulares da síndrome de Behçet. American journal of clinical pathology. 2001;116(3):341-6.

32.   Alpsoy E. Behçet's disease: a comprehensive review with a focus on epidemiology, etiology and clinical features, and management of mucocutaneous lesions. The Journal of dermatology. 2016;43(6):620-32.

33.   Alpsoy E, Donmez L, Onder M, Gunasti S, Usta A, Karincaoglu Y, et al. Caraterísticas clínicas e evolução natural da doença de Behçet em 661 casos: um estudo multicêntrico. British Journal of Dermatology. 2007;157(5):901-6.

34.   Bang D, Lee JH, Lee ES, Lee S, Choi JS, Kim YK, et al. Estudo epidemiológico e clínico da doença de Behçet na Coreia: o primeiro estudo multicêntrico. Journal of Korean medical science. 2001;16(5):615.

35.   Davatchi F, Shahram F, Chams-Davatchi C, Shams H, Nadji A, Akhlaghi M, et al. Doença de Behçet: do Oriente para o Ocidente. Clinical rheumatology. 2010;29(8):823-33.

36.   Mat MC, Bang D, Melikoglu M. As manifestações mucocutâneas e a reação paterna

na doença de Behçet. Síndrome de Behçet: Springer; 2010. p. 53-72.

37.   Marshall SE. Doença de Behçet. Melhor Prática e Investigação em Reumatologia Clínica. 2004;18(3):291-311.

38.   Ghorbel IB, Ennaifer R, Lamloum M, Khanfir M, Miled M, Houman M. Síndrome de Budd-Chiari associada à doença de Behçet. Gastroenterologie clinique et biologique. 2008;32(3):316-20.

39.   Kuzu MA, Ozaslan C, Koksoy C, Gürler A, Tüzüner A. Vascular involvement in Behçet's isease: 8-Year audit. Revista mundial de cirurgia. 1994;18(6):948-53.

40.   Tunc R, Saip S, Siva A, Yazici H. A trombose venosa cerebral está associada à doença dos vasos principais na síndrome de Behçet. Anais das doenças reumáticas. 2004;63(12):1693-4.

41.   Kucukoglu S, Tunc R, Cetinkaya F, Demirkesen C, Mat C, Yazici H. A importância da ultrassonografia cutânea na diferenciação de lesões cutâneas nodulares observadas em pacientes com doença de Behçet. YONSEI MEDICAL JOURNAL. 2000;41:P 045-P

42.   Vasudha Bhat Oet. O que é tromboflebite superficial? Jul 22, 2014 [Disponível em: http://www.onlymyhealth.com/how-prevent-superficial-thrombophlebitis-12977612036.

43.   Michael A. Lucia MDEWE. Tromboflebite Superficial 19 de abril de 2001 [Disponível em: http://www.nejm.org/doi/full/10.1056/NEJM200104193441605#t=article.

44.   Azizlerli G, Ozarmagan G, Ovül C, Sarica R, Mustafa S. Um novo tipo de lesão cutânea na doença de Behçet: ulcerações extragenitais. Ata dermato-venereologica. 1992;72(4):286-.

45.   Vikas A, Atul S, Singh R, Sarbmeet L, Mohan H. Doença de Behçet com lesões recidivantes do tipo poliarterite nodosa cutânea, reactivas à terapêutica com ciclosporina oral. Dermatology online journal. 2003;9(5).

46.   Rogers RS, Fazel N. Dermatologia oral: Parte II. Clínicas em Dermatologia. 2017;35(5):419-20.

47.   Wu F, Luo X, Yuan G. Relato de um caso de síndrome de Sweet representando um surto de

doença de Behçet. Clin Exp Rheumatol. 2009;27(53):S88-S90.

48.   OGUZ O, SERDAROGLU S, TÜZÜN Y, ERDOGAN N, YAZICI H, SAVAŞKAN H. Dermatose neutrofílica febril aguda (síndrome de Sweet) associada à doença de Behçet. Revista internacional de dermatologia. 1992;31(9):645-6.

49.   Kim J-W, Park J-H, Lee D, Hwang S-W, Park S-W. Pioderma gangrenoso vegetativo na doença de Behçet. Ata dermato-venereologica. 2007;87(4):365-7.

50.   Ruocco E, Sangiuliano S, Gravina A, Miranda A, Nicoletti G. Pyoderma gangrenosum: uma revisão actualizada. Jornal da Academia Europeia de Dermatologia e Venereologia. 2009;23(9):1008-17.

51.   Yazici H, Fresko I, Hamuryudan V, Mat C, Melikoglu M, Ozyazgan Y, et al. Síndrome de Behçet. Rheumaderm: Springer; 1999. p. 135-40.

52.   Krause I, Weinberger A. Doença de Behçet. Opinião atual em reumatologia. 2008;20(1):82-7.

53.   Krause I, Molad Y, Mitrani M, Weinberger A. Pathergy reaction in Behçet's disease: lack of correlation with mucocutaneous manifestations and systemic disease expression. Reumatologia clínica e experimental. 1999;18(1):71-4.

54.   Blobner F. Zur rezidivierenden hypopyoniritis. Ophthalmologica. 1937;91(3-4):129-39.

55.   Jensen T. Sur les ulcérations aphteuses de la muqueuse de la bouche et de la peau génitale combinées avec les symptômes oculaires (= Syndrôme Behçet). Ata Dermatol Venereol. 1941;22:64-79.

56.   Scheid P, Bohadana A, Martinet Y. Nicotine patches for aphthous ulcers due to Behçet's syndrome. New England Journal of Medicine. 2000;343(24):1816-7.

57.   Wozniacka A, Sysa-Jçdrzejowska A, Jurowski P, Jablkowski M, Kot M. Morbus Behçet-

uma doença rara na Europa Central. Arquivos da ciência médica: AMS. 2015;11(6):1189.

58.   Gül Ü, Gonül M. Patergia oral e genital na doença de Behçet. Dermatologia. 2007;215(1):80-1.

59.   Sakane T, Takeno M, Suzuki N, Inaba G. Doença de Behçet. New England Journal of Medicine. 1999;341(17):1284-91.

60.   Yazici H, Tüzün Y, Pazarli H, Yurdakul S, Ozyazgan Y, Ozdogan H, et al. Influência da idade de início e do sexo do doente9 na prevalência e gravidade das manifestações da síndrome de Behçet9s. Annals of the rheumatic diseases. 1984;43(6):783-9.

61.   Saadoun D, Cassoux N, Wechsler B, Boutin D, Terrada C, Lehoang P, et al. Ocular manifestations of Behçet's disease. La Revue de medecine interne. 2010;31(8):545-50.

62.   Okada AA. Doença de Behçet: conceitos gerais e avanços recentes. Current opinion in ophthalmology. 2006;17(6):551-6.

63.   Tugal-Tutkun I, Onal S, Altan-Yaycioglu R, Altunbas HH, Urgancioglu M. Uveitis in Behçet disease: an analysis of 880 patients. Jornal americano de oftalmologia. 2004;138(3):373- 80.

64.   Pipitone N, Olivieri I, Padula A, D'angelo S, Nigro A, Zuccoli G, et al. Infliximab para o tratamento da doença de Neuro-Behçet: Uma série de casos e revisão da literatura. Arthritis Care & Research. 2008;59(2):285-90.

65.   Elgin U, Berker N, Batman A. Incidência de glaucoma secundário na doença de Behçet. Journal of glaucoma. 2004;13(6):441-4.

66.   Kitaichi N, Miyazaki A, Iwata D, Ohno S, Stanford MR, Chams H. Ocular features of Behçet's disease: an international collaborative study. British Journal of Ophthalmology. 2007;91(12):1579-82.

67.   Kang SJ, Kim HB. Doença de Behçet em coreano. Journal of the Korean Ophthalmological Society. 1992;33(4):332-41.

68.   Pearce J. Sintomas neurológicos da síndrome de Adamantiades-Behçet. Journal of Neurology, Neurosurgery & Psychiatry. 2006;77(8):956-7.

69.   Al-Araji A, Kidd DP. Doença de Neuro-Behçet: epidemiologia, caraterísticas clínicas e tratamento. The Lancet Neurology. 2009;8(2):192-204.

70.   Saadoun D, Wechsler B. Doença de Behçet. Revista Orphanet de doenças raras. 2012;7(1):20.

71.   Hirohata S, Kikuchi H, Sawada T, Nagafuchi H, Kuwana M, Takeno M, et al. Caraterísticas clínicas da doença de neuro-Behçet no Japão: uma análise retrospetiva multicêntrica. Modern rheumatology. 2012;22(3):405-13.

72.   Kidd D, Steuer A, Denman A, Rudge P. Complicações neurológicas na síndrome de Behçet. Brain. 1999;122(11):2183-94.

73.   Davatchi F, Chams-Davatchi C, Shams H, Shahram F, Nadji A, Akhlaghi M, et al. Doença de Behçet: epidemiologia, manifestações clínicas e diagnóstico. Revisão especializada de imunologia clínica. 2017;13(1):57-65.

74.   Serdaroglu P. A doença de Behçet e o sistema nervoso. Journal of neurology. 1998;245(4):197-205.

75.   Brissaud P, Laroche L, De Gramont A, Krulik M. Digital angiography for the diagnosis of dural sinus thrombosis in Behçet's disease. Arthritis & Rheumatology. 1985;28(3):359-60.

76.   Akman-Demir G. Behçet Hastaliginda Norolojik Tutulum. Arquivos da Associação Turca de Dermatologia & Venerologia/Turkderm. 2009;43.

77.   Yurdakul S, Tüzüner N, Yurdakul I, Hamuryudan V, Yazici H. Envolvimento gastrointestinal na síndrome de Behçet9s: um estudo controlado. Annals of the Rheumatic Diseases. 1996;55(3):208-10.

78.   Hassard PV, Binder SW, Nelson V, Vasiliauskas EA. Terapia com anticorpos monoclonais anti-fator de necrose tumoral para a doença de Behçet gastrointestinal: Um relato de caso. Gastroenterology. 2001;120(4):995-9.

79.   Korman U, Cantasdemir M, Kurugoglu S, Mihmanli I, Soylu N, Hamuryudan V, et al. Achados de enteroclise na doença de Behçet intestinal: um estudo comparativo com a doença de Crohn. Abdominal imaging. 2003;28(3):0308-12.

80.   Davatchi F, Shahram F, Chams C, Nadji HCA. Doença de Behçet. Ata Medica Iranica. 2005;43(4):233-42.

81.   Nair JR, Moots RJ. Doença de Behçet: Revisão do tratamento. Jornal Indiano de Reumatologia. 2015;10:S84-S94.

82.   Ait BM, Zyani M, Kaddouri S, Niamane R, Hda A, Algayres J. Skeletal manifestations in Behçet's disease. Um relatório de 79 casos. La Revue de medecine interne. 2008;29(4):277-82.

83.   Tunes R, Santiago M. Síndrome de Behçet: revisão da literatura. Current Rheumatology Reviews. 2009;5(1):64-82.

84.   Chang HK, Kim JW. As caraterísticas clínicas da doença de Behçet nos distritos de Yongdong: análise de uma coorte seguida de 1997 a 2001. Journal of Korean medical science. 2002;17(6):784.

85.   Mason R, Barnes C. Síndrome de Behçet com artrite. Annals of the Rheumatic Diseases. 1969;28(2):95.

86.   Kim H, Choi K, Song VW. Artropatia na doença de Behçet. Jornal Escandinavo de Reumatologia. 1997;26(2):125-9.

87.   Al Mahdi Mousa AR, Marafie AA, Al Rifai KM, Dajani AI, Mukhtar MM. Doença de Behçet no Kuwait, Arábia: Um relato de 29 casos e uma revisão. Scandinavian journal of rheumatology. 1986;15(3):310-32.

88.   Çalgüneri M, Kiraz S, Ertenli I, Erman M, Karaarslan Y, Celik I. Caraterísticas da artrite periférica na doença de Behçet. Jornal médico da Nova Zelândia. 1997;110(1039):80.

89.   Erer D, Gogus F, Tumer NB, Gunendi Z, Iriz E, Imren VY, et al. Prevalência da síndrome de Behçet em doentes que apresentam trombose venosa: estudo prospetivo num ambulatório cardiovascular. Archives of Medical Science. 2009;5(3):371-5.

90.   Bayraktar Y, Ozaslan E, Van Thiel DH. Manifestações gastrointestinais da doença de Behçet. Journal of clinical gastroenterology. 2000;30(2):144-54.

91.   Hamuryudan V, Er T, Seyahi E, Akman C, Tüzün H, Fresko I, et al. Pulmonary artery aneurysms in Behçet syndrome. The American journal of medicine. 2004;117(11):867-70.

92.   Hatemi G, Yazici Y, Yazici H. Síndrome de Behçet. Clínicas de Doenças Reumáticas. 2013;39(2):245-61.

93.   Kobayashi M, Ito M, Nakagawa A, Matsushita M, Nishikimi N, Sakurai T, et al. Neutrófilos e ativação de células endoteliais no vasa vasorum na doença de Behçet. Histopatologia. 2000;36(4):362-71.

94.   Mat MC, Sevim A, Fresko i, Tüzün Y. A doença de Behçet como uma doença sistémica. Clínicas em dermatologia. 2014;32(3):435-42.

95.   Keogan M. Clinical Immunology Review Series: an approach to the patient with recurrent orogenital ulceration, including Behçet's syndrome. Clinical & Experimental Immunology. 2009;156(1):1-11.

96.   Yamato M, Lecky J, Hiramatsu K, Kohda E. Arterite de Takayasu: achados radiográficos e angiográficos em 59 pacientes. Radiology. 1986;161(2):329-34.

97.   Erkan F, Gül A, Tasali E. Manifestações pulmonares da doença de Behçet. Thorax. 2001;56(7):572-8.

98.   Wechsler B, Du L, Kieffer E, editores. Manifestações cardiovasculares da doença de Behçet. Annales de medecine interne; 1999.

99.   Geri G, Wechsler B, Isnard R, Piette J-C, Amoura Z, Resche-Rigon M, et al. Spectrum of cardiac lesions in Behçet disease: a series of 52 patients and review of the literature. Medicine. 2012;91(1):25-34.

100. Leibowitz D, Planer D, Chajek-Shaul T. Echocardiographic manifestations of Adamantiades-Behçet's disease. European Journal of Echocardiography. 2007;8(6):457-62.

101. Tlili-Graiess K, Mama-Larbi N, Abroug S, Hendaoui L. Vasculite comum na infância. Vasculite sistémica: Springer; 2011. p. 347-82.

Arash Salmaninejad, Fatemeh mollaei

Papel dos factores genéticos no desenvolvimento da DB

Existem muitas provas que demonstram que os factores genéticos desempenham um papel importante no desenvolvimento da doença de Behçet. A DB não é uma doença genética normal com hereditariedade mendeliana e a maioria dos doentes não tem antecedentes familiares.

Neste capítulo, destacamos os vários aspectos do papel da genética na DB. Abordámos os dados que contêm estudos de associação de todo o genoma (GWAS), suscetibilidade genética, tipagem HLA e anomalias cromossómicas. No entanto, a agregação familiar em doentes com TB foi observada entre parentes de primeiro grau e observou-se um aumento do risco de doença. O risco de recorrência de um irmão na Turquia foi de 4,2% e, no caso de doentes jovens, foi registado um risco mais elevado de cerca de 10%. O rácio de risco de irmãos para a DB na Turquia foi estimado em 11,4-52,5%. Esta descoberta indica o papel dos antecedentes genéticos na DB. Além disso, foi observada a antecipação genética na forma de início precoce da doença nos filhos de algumas famílias (1, 2).

Suscetibilidade genética e tipagem HLA

A região do complexo principal de histocompatibilidade (MHC), localizada no cromossoma 6p21, contém HLA e outros genes relacionados com a resposta imunitária. Em 1973, Ohno et al, relataram a associação do HLA-A5 com a DB na população japonesa. Este antigénio foi mais tarde renomeado para HLA-B5, uma designação que engloba o HLA-B*51 e várias outras especificidades. Este estudo foi a primeira prova do papel do fator genético na DB (3). O HLA-B51 tem nove alelos, B*5101-B*5109, sendo o HLA-B*5101 o principal subtipo associado à DB. Foram efectuados muitos estudos sobre esta associação entre o HLA-B*5101 e a DB em diferentes regiões, que confirmaram esta associação (419). Na população italiana, foi observada uma associação significativa entre o HLA-B51 e o antigénio de classe II DRw52 em doentes com DB (20). A associação do HLA-B51 com a DB é um dos factores de risco mais fortes.

O fator de necrose tumoral α (TNFα), codificado pelo MHC de classe III, que está próximo do HLA-B, é uma citocina pró-inflamatória e desempenha um papel importante em muitas doenças inflamatórias. Em doentes caucasóides, Ahmad et al observaram que um alelo no promotor do TNF, TNF-1031C, estava independentemente associado à DB e que o TNF pode ser um gene de suscetibilidade para a DB (21). Noutro estudo, observaram que os polimorfismos -1031C, -238A e o promotor -857T do TNF estavam associados à DB em vários grupos étnicos (22).

A investigação do segmento genómico entre os loci HLA-B e TNF revelou que o loci MIC-A está associado à DB, embora a sua participação tenha sido considerada como uma consequência do desequilíbrio de ligação com o gene HLA-B51 (12). Os genes da cadeia relacionada com o MHC de classe I, que incluem os genes MIC-A e MIC-B, estão localizados na região do MHC. Wallace et al, investigaram a associação dos alelos do domínio externo e das repetições triplas transmembranares do MIC-A com a DB numa população do Médio Oriente (23). O nível de MIC-A *009 em doentes com DB em comparação com grupos normais mostrou um aumento ($\chi2$=11,3, OR=2,8, P=0,00078)(23). Para além disso, a MIC-A foi fortemente associada ao HLA-B51 em doentes com DB em comparação com grupos normais. Além disso, a forma A6 da repetição tripla transmembranar da MIC-A foi significativamente mais elevada nos doentes com DB em comparação com os grupos normais. Dados recentes mostraram que as repetições MIC-A 009 e A6 estão fortemente relacionadas com o alelo HLA-B51. Estes dois alelos do gene MIC-A podem constituir um risco adicional para a doença de Behçet (23). Na população caucasiana, verificou-se uma forte associação entre MIC-A009 e HLA-B51 em doentes com DB, o que indica que existe uma relação entre estes dois alelos (24).

Ombrello et al. efectuaram um estudo condicional por etapas em doentes com DB na Turquia em comparação com o grupo normal. Observaram uma associação genética independente do HLA-B51, -B27 e B15 como factores de risco. Do mesmo modo, observaram que o HLA-A03 e o -B49 têm uma associação genética independente como fator de proteção na DB (25). Além disso, num outro estudo realizado por Meguro et al., observaram que o HLA-26 é um alelo patogénico independente na DB na população espanhola (26).

Estudos de associação do genoma (GWAS)

O estudo de associação de todo o genoma, também conhecido como estudo de associação de todo o genoma (WGA ou WGAS), é uma análise de um conjunto de variantes genéticas de todo o genoma em diferentes indivíduos. Os GWAS podem fornecer um catálogo de genes de suscetibilidade a doenças, utilizando uma plataforma de genotipagem de elevado rendimento e a análise de polimorfismos de nucleótidos únicos (SNP) que constituem grande parte da diferença genética de 0,1% no genoma humano(27). Na DB, a GWAS foi realizada em diferentes grupos étnicos, incluindo a população japonesa, turca, chinesa, coreana e iraniana. Foram identificados vários loci de associação de forma significativa (p<5×10^{-8}) em diferentes estudos, dos quais mencionamos aqui os mais importantes.

IL10

O IL10, que codifica a interleucina 10, é um dos loci susceptíveis da DB. A interleucina 10 suprime a produção de citocinas pró-inflamatórias como a IL-1, a IL-6, a IL12, o TNF e o INF-gama. Além disso, a interleucina-10 inibe a atividade co-estimuladora dos macrófagos para a ativação das células T e das células NK (28, 29). Um estudo GWAS realizado no Japão, que incluiu 612 casos de DB e 740 controlos, sugeriu dois loci de associação, um dos quais era 1q32.1, incluindo a IL10. Encontraram uma associação localizada na região promotora da IL10, rs1800871 e rs1800872(30). O SNP rs1800872 na região promotora da IL10 foi replicado em estudos de associação de todo o genoma em amostras coreanas e turcas. Num estudo recente na população chinesa, foi encontrado um SNP de suscetibilidade rs1800871 que está associado à DB(31).

Noutros estudos de associação de todo o genoma na população turca, uma variante intrónica rs1518111 na IL10 foi associada à DB. Este SNP rs1518111 foi replicado noutros estudos em amostras gregas, britânicas e coreanas. Num estudo sobre a população chinesa, foi observada a replicação do rs1518111 e do rs1800872 (30, 31). Além disso, num GWAS sobre a população iraniana, foi relatada a replicação do rs1518111 (32). Os dados do projeto HapMap mostram que todas estas três variantes se encontram em elevado LD (r^2 >0,9 para todos os pares) em ascendências asiáticas e europeias. O alelo de risco de doença A do rs1518111, que foi o principal SNP no GWAS turco, está associado a uma diminuição da expressão de IL10 em monócitos de 35% em comparação com o alelo de não risco G, determinado pela medição do desequilíbrio alélico em indivíduos heterozigóticos. A homozigotia para o alelo de risco A do SNP rs1518111 está associada a níveis mais baixos de proteína IL-10 em monócitos de controlos saudáveis estimulados com ligandos de receptores Toll-like, como o lipopolissacárido ou a lipoproteína Pam3Cys e o dipeptídeo muramílico (MDP)(31). Num estudo, relataram que o nível sérico de IL-10 é mais baixo em doentes com DB em comparação com controlos saudáveis(33).

IL23R-IL12RB2

O locus IL23R-IL12RB2 foi o segundo locus não-MHC identificado por estudos GWA. O IL23R codifica uma subunidade do recetor IL23 que se expressa na superfície das células Th17 e dos macrófagos (34). IL12RB2 codifica o recetor beta2 de IL12, que é uma subunidade do recetor de IL12. A IL12 desempenha um papel importante na citotoxicidade das células T e das células NK, na resposta Th1 e na produção de INF-gama pelas células T e pelas células NK (35).

Numa amostra japonesa, Mizuki et al. identificaram um SNP rs1495965 na região intragénica, localizado entre a IL-23R e a IL12RB2 (30). Na população turca, o estudo GWA identificou o SNP rs924080 na região intragénica, localizada entre a IL-23R e a IL12RB2. Este SNP, após meta-análise em amostras japonesas, obteve significância a nível do genoma. No entanto, estas variantes não foram reproduzidas em amostras coreanas, árabes do Médio Oriente, britânicas e gregas (31). Na população iraniana, o alelo principal do rs924080 foi replicado (32).

A variante missense de baixa frequência da IL23R, p.Arg381Gln na população turca e p.Gly149Arg na população japonesa, que diminui a sua capacidade de responder à estimulação da IL23, está associada à proteção contra a DB (36), bem como a outras doenças, como a espondilite anquilosante (EA), a psoríase, a doença de Crohn, a colite ulcerosa e a doença inflamatória intestinal (3741).

CCR1-CCR3

O recetor de quimiocina C-C de tipo 1 e o recetor de quimiocina C-C de tipo 3 codificam o recetor de quimiocina que pertence à superfamília dos receptores acoplados à proteína G. Estes genes estão localizados na região 3p21.31 e os seus receptores têm um papel fundamental na ativação e acumulação de células inflamatórias (42, 43). Num estudo de associação de todo o genoma na população turca, verificou-se que o SNP rs7616215, localizado a 3' do CCR1, estava associado à DB (44). O mesmo alelo do SNP foi registado com uma frequência mais baixa na população japonesa, que estava associada à DB. Além disso, um estudo de meta-análise produziu um resultado mais significativo e recomendou que o alelo de frequência mais elevada está associado ao risco de TB (44). Num estudo sobre a população chinesa Han, foi realizado um estudo de associação de genes candidatos em duas fases para o CCR1-CCR3, tendo sido identificados três SNP de baixa frequência rs13084057, rs13092160 e rs13075270 (~0,02 de frequência em casos chineses Han e 0,06 em controlos chineses Han com significado a nível do genoma) (45). De acordo com os dados Haploreg, estes três SNP estão em forte LD na Ásia e, apesar do seu alelo de baixa frequência, estão em forte LD com o rs7616215. Os Rs13092160 e rs13075270 estão localizados na parte 5' a montante do CCR1-CCR3, mas os rs1308457 e rs7616215 estão localizados na parte 3' do CCR1, estando o alelo principal destes quatro SNP associado ao risco de doença. Um estudo de expressão mostrou que o alelo de risco T do rs7616125 estava associado a uma menor expressão do CCR1 em monócitos humanos primários saudáveis e estes dados foram reproduzidos numa base de dados eQTL. Além disso, um ensaio de migração de monócitos em resposta ao ligando CCR1, MIP1-a, demonstrou que o nível mais baixo de quimiotaxia de monócitos estava associado ao alelo de risco T do rs7616215(44). Num estudo, mostraram que o alelo de risco T rs13092160, localizado entre CCR1 e CCR3, estava associado a uma menor expressão em células mononucleares do sangue periférico (PBMCs) de controlos saudáveis (45). Estes estudos funcionais representam uma nova perspetiva sobre a patogénese da DB, sugerindo que as respostas do hospedeiro codificadas geneticamente e correlacionadas com uma depuração deficiente de agentes patogénicos microbianos também estão associadas a um risco acrescido de DB.

STAT4

O STAT4, transdutor de sinal e ativador da transcrição 4, é um fator de transcrição e um membro da família das proteínas STAT. A via de sinalização das citocinas pró-inflamatórias, como a IL-12 e a IL23, ativa o STAT4, que por sua vez participa na diferenciação das células T naïves em células Th1 e Th17 (46, 47). Num estudo de associação do genoma na população Han Chinesa, verificou-se que o rs897200, localizado 1,8 kb a montante do STAT4, está associado à DB (48). Uma imputação de dados GWAS turcos também indicou uma associação significativa a nível do genoma do SNP, rs7574070, na região intrónica do STAT4 com a DB. Este SNP, rs7574070, está em forte DL com o rs827900 (r^2 =90) através de uma meta-análise do GWAS turco, de uma coorte de replicação turca e de amostras japonesas(44).

O alelo de risco A do rs7574070 está associado a um aumento dos níveis de expressão do gene STAT4 (44). Além disso, o alelo de risco A do rs897200 está associado a uma maior expressão do gene STAT4, aumentando a transcrição e a expressão proteica da IL-17, o que, consequentemente, conduz a um maior grau de gravidade clínica da DB (45). Estes dados sugerem que o alelo de risco contribui para o desenvolvimento da DB através da regulação positiva da via Th17 em vez da via Th1.

KLRC4

O KLRC4 codifica o recetor do tipo lectina de células assassinas da subfamília C, membro 4, que se expressa nas células assassinas naturais. O KLRC4 pode desempenhar um papel como recetor para o reconhecimento de moléculas HLA-E de classe I do MHC pelas células NK. Além disso, este gene está localizado na região do gene do complexo de células assassinas naturais em 12p13.2-p12.3, que inclui a família de receptores CD94/NKG2 e os genes da família de receptores semelhantes a lectinas de células assassinas. Além disso, esta região apresentou o pico de ligação mais forte descrito numa análise de ligação de todo o genoma de 28 famílias turcas com vários casos, incluindo 83 doentes com DB (49). Num estudo de meta-análise sobre dados da população turca e japonesa, encontraram uma associação do rs261170, uma variante missense no KLRC4 (p.Asn104Ser) em doentes com DB. Foi relatado que o alelo de risco C do rs2617170 estava associado a uma maior atividade citotóxica natural dos PBCs do que o alelo protetor na DB, o que sugeria que o envolvimento do MHC de classe I regulava a citotoxicidade na patogénese da DB (50).

TNFAIP3

O TNFAIP3 codifica a enzima modificada por ubiquitina A20, que desempenha um papel importante na regulação da via de sinalização NF-kB e também é induzida por TNF, receptores do tipo Toll (TLR), IL-1R e sinalização NOD2 (51-53). Num estudo realizado em 722 chineses de etnia Han com DB e controlos não aparentados, foram genotipados 5 SNP não codificantes localizados no locus TNFAIP3 e foi relatada a suscetibilidade do rs9494885, com significância a nível do genoma, como contribuinte para a DB (54).

FUT2

A FUT2 codifica a fucosiltransferase 2, que desempenha um papel fundamental na síntese do antigénio H, o qual é um precursor do antigénio do grupo sanguíneo ABO-histo nos fluidos corporais e na mucosa intestinal (55). Num estudo GWAS realizado em 292 iranianos com DB e 294 controlos não aparentados, Xavier et al. descobriram que o rs681343, localizado no locus FUT2, está associado à DB (32). Esta associação adquiriu significado a nível do genoma quando foi replicada em amostras iranianas adicionais e numa meta-análise com dados GWAS turcos (32).

As variantes que resultam em deficiência ou inatividade de FUT2 não conseguem expressar o antigénio do grupo ABO-histo-sangue no fluido corporal ou na mucosa intestinal, pelo que estes alelos passaram a alelos não secretores. Uma variante de codificação rs601338, que resulta num códão de paragem na localização da proteína FUT2, tem uma frequência alélica de 0,43 em indivíduos com ascendência europeia e homozigotia para este alelo. O alelo mencionado é a causa mais comum da condição de não-secretor em indivíduos de ascendência europeia. Este alelo rs601338 está em forte ligação com o SNP rs681343 associado à DB, pelo que este alelo não secretor está associado ao risco de DB (56).

IL12A

A IL12A codifica a IL12P35, uma subunidade do heterodímero IL12, que desempenha um papel fundamental na polarização da via Th1 (57). No GWAS realizado na população turca, o SNP rs1780546 foi encontrado na região intergénica próxima da IL12A, mas esta associação não obteve significado a nível do genoma e este SNP também não era polimórfico em amostras japonesas (44). Em GWAS com 336 casos de BD e 5843 controlos de diferentes etnias, verificou-se que o SNP rs1780546 estava associado à suscetibilidade à BD. Além disso, após uma meta-análise com dados de imputação de GWAS turcos, este SNP demonstrou significância a nível do genoma (58).

ERAP1

O gene ERAP1 codifica a aminopeptidase 1 do retículo endoplasmático e está localizado no cromossoma 5q15. Esta enzima corta o N-terminal dos péptidos derivados do proteassoma. Este é um passo importante do processamento dos péptidos para otimizar o seu comprimento para a ligação ao MHC-I (59). Num estudo realizado na população turca, foi relatada uma associação recessiva do rs17482078, que é uma variante de codificação não sinónima (p.Arg725Gln) do ERAP1. Esta associação é um tipo de interação e epistasia de dois genes, em que a função do ERAP1 se restringe ao indivíduo com o tipo HLA-B51. O risco deste genótipo é maior com um odd ratio de 3,78 em portadores de HLA-B51 (44). A associação epistática de ERAP1 p.Arg725Gln com MHC classe I também foi relatada para portadores de HLA-C06 com psoríase e para portadores de HLA-B27 com AS(60, 61). Curiosamente, a variante missense (Gln) do rs17482078 é protetora para a psoríase e a EA, mas está associada a risco na DB. Esta variante p.Arg725Gln do ERAP1, que está associada à DB, foi encontrada num haplótipo juntamente com várias outras variantes codificadoras de proteínas. Este haplótipo está correlacionado com a redução da atividade de corte de péptidos, o que faz com que os péptidos fiquem disponíveis para ligação ao MHC classe I(62). Outras variantes encontradas em estudos de associação de todo o genoma são apresentadas na Tabela 1.

Tabela 1. Variantes da DB encontradas pelo GWAS

Gene	Variante	Risco alelo	OU	Localização	País	Função	Referência
IL10A	rs1518111	A	1.45	Intrão	Turco	Expressão reduzida em monócitos	(30, 31)
	rs1800871	T	1.45	promotor	Japonês		
CPVL	rs317711	C	2.26	Intragénico	Turco	Afectam a função de quaisquer péptidos que sejam aparados por enzimas e interferem com a função dos macrófagos	(63)
STAT4	rs7574070	A	1.27	Intrão	Turco e japonês		(36, 44)
	rs897200	A	1.45	Intergénico	Han chineses	Aumento dos níveis de STAT4 e IL17	
IL23R-IL12RB2	rs1495965	G	1.35	Intergénico	Japonês		(30, 31)
	rs924080	A	1.28	Intergénico	Turco e Japonês		
TNFAIP3	rs9494885	C	1.81	Intergénico	Han chineses		(54)
KLRC4	rs2617170	C	1.28	Missense	Turco e Japonês		(36, 44)
CCR1	rs7616215	T	1.39	Intergénico	Turco	A baixa expressão nos monócitos, redução da quimiotaxia dos monócitos	(36, 44)
CCR1/CCR3	rs1309260	T	3.13	Intergénico	Han chineses	Baixa expressão em células mononucleares do sangue periférico	(45)
ERAP1	rs17482078	T	4.58	Missense	Turco	Etiqueta para haplótipo com atividade reduzida de corte de péptidos	(36, 44)
FUT2	rs681343	T	1.30	Sinónimo	Iraniano e Turco		(31, 64)
KIAA1529	Rs2061634	G	2.04	Missense	Turco	Potencial para regular a resposta imunitária	(63)
LOC100129342	rs11206377	G	1.84	Intergénico	Turco	Potencial para regular a resposta imunitária	(63)
GIMAP6	rs10266069	A	-	Intergénico	coreano	Desregulação das células T	(65)
GIMAP7	rs1916012	A	-	Intergénico	coreano	Desregulação das células T	(65)
UBAC2	rs9513584	G	1.61	-	Turco	Ubiquitina anormal	(63)
UBASH3B	rs4936742	T	1.71	-	Turco	Ubiquitina anormal	(63)
IL12A	rs17810546	A ou G	1.66	Intergénico	Turco e população mista		(36, 44, 58)

MEFV	M694V	V	2.65	Missense	Turco	A resposta do LPS foi aumentada	(36, 44)
IL23R	R381Q G149R			Proteger	Missense	Turco	Redução da IL17 que depende da IL23	(36, 44)
NOD2	R702W G908R L1007fs			Proteger	Missense Missense Mudança de moldura	Turco	A resposta da MDP foi reduzida	(36, 44)
TLR4	D299G T399I			Proteger	Missense Missense	Turco	A resposta do LPS foi reduzida	(36, 44)

Anomalias cromossómicas

Alguns dos doentes com DB foram descritos como sofrendo de doenças da medula óssea, como a síndrome mielodisplásica e a anemia aplástica. A trissomia 8 é a causa mais comum de anomalias cromossómicas da DB com MDS (66). Além disso, a trissomia 8 está associada a úlceras intestinais em doentes com SMD (67). Num estudo de caso de um doente com mosaicismo constitucional da trissomia 8 (CT8M), o doente apresentava MDS complicada por DB intestinal e deficiência de antitrombina III (68). Num estudo realizado numa população coreana, verificou-se que a ulceração intestinal é uma caraterística da DB com insuficiência da medula óssea (BMF). Além disso, sugeriram que as anomalias cromossómicas, especialmente a trissomia do cromossoma 8, desempenham um papel importante na patogénese da DB, que está associada à BMF (69). O mecanismo da trissomia do cromossoma 8, que está associado à úlcera intestinal, ainda não foi identificado; no entanto, o mecanismo autoimune pode desempenhar um papel importante no desenvolvimento de anomalias hematopoiéticas, como a SMD e a anemia aplástica (70, 71).

A troca de cromátides irmãs (SCE) é um mecanismo cromossómico que consiste na troca de material genético entre duas cromátides irmãs idênticas. Embora a SCE ocorra espontaneamente em determinadas taxas nas células, alguns agentes químicos que causam danos no ADN podem levar ao aumento da frequência da SCE (72). A SCE tem uma taxa significativamente mais elevada em doentes com DB. Além disso, a taxa de SCE foi relatada num grupo de doentes com comprometimento do tecido conjuntivo, incluindo a DB. Noutro estudo, investigaram a taxa de SCE em doentes com DB com e sem HLA-B51. A taxa de SCE foi significativamente mais elevada nos grupos de doentes com HLA-B51, podendo esta associação ser o resultado de imitação molecular (73). Embora a DB seja uma doença autoimune, o comprometimento genético e o aumento dos danos no ADN podem ter um papel na patogénese da DB.

1. Gul A. Doença de Behçet: uma atualização da patogénese. Reumatologia clínica e experimental. 2001;19(5; SUPP/24):S-6.

2. Stewart JB. Análise genética de famílias de doentes com síndrome de Behçet9s: dados incompatíveis com uma herança autossómica recessiva. Anais das doenças reumáticas. 1986;45(4):265-8.

3. Ono S, Aoki K, Sugiura S, Nakayama E, Itakura K. HL-A5 e doença de Behçet. Lancet (Londres, Inglaterra). 1973;2(7842):1383.

4. Mizuki N, Inoko H, Ando H, Nakamura S, Kashiwase K, Akaza T, et al. Doença de Behçet associada a um dos subantigénios HLA-B51, HLA-B* 5101. American journal of ophthalmology. 1993;116(4):406-9.

5. Mizuki N, Inoko H, Ohno S. Molecular genetics (HLA) of Behçet's disease. Doença de Behçet: Springer; 2001. p. 87-100.

6. Mizukl N, Ohno S, Ando H, Chen L, Palimeris G, Stavropoulos-Ghiokas E, et al. Uma forte associação entre o HLA-B* 5101 e a doença de Behçet em doentes gregos. HLA. 1997;50(1):57- 60.

7.	Rodriguez M, Walter K, Sanchez-Roman J, Garcfa-Lozano J, Nûnez-Roldân A. Associação entre os subtipos HLA-B 51 e a doença de Behçet em Espanha. HLA. 1998;52(1):78-80.

8.	Koumantaki Y, Stavropoulos C, Spyropoulou M, Messini H, Papademetropoulos M, Giziaki E, et al. HLA-B* 5101 em doentes gregos com doença de Behçet. Human immunology. 1998;59(4):250-5.

9.	Kera J, Mizuki N, Ota M, Katsuyama Y, Pivetti-Pezzi P, Ohno S, et al. Associações significativas de HLA-B* 5101 e B* 5108, e ausência de associação de alelos de classe II com a doença de Behçet em doentes italianos. HLA. 1999;54(6):565-71.

10.	Mizuki N, Ota M, Katsuyama Y, Yabuki K, Ando H, Goto K, et al. Análise da associação entre os alelos MIC-A e HLA-B em doentes japoneses com doença de Behçet. Arthritis & Rheumatology. 1999;42(9):1961-6.

11.	Verity D, Wallace G, Vaughan R, Kondeatis E, Madanat W, Zureikat H, et al. HLA e polimorfismos do fator de necrose tumoral (TNF) na doença de Behçet ocular. HLA. 1999;54(3):264-72.

12.	Yabuki K, Mizuki N, Ota M, Katsuyama Y, Palimeris G, Stavropoulos C, et al. Associação do gene MICA e do HLA-B* 5101 com a doença de Behçet na Grécia. Investigative ophthalmology & visual science. 1999;40(9):1921-6.

13.	Yabuki K, Ohno S, Mizuki N, Ando H, Tabbara K, Goto K, et al. Tipagem HLA classe I e II dos doentes com doença de Behçet na Arábia Saudita. HLA. 1999;54(3):273-7.

14.	Kotter I, Günaydin I, Stübiger N, Yazici H, Fresko I, Zouboulis C, et al. Análise comparativa da associação dos subaléolos HLA-B* 51 com a doença de Behçet em doentes de origem alemã e turca. HLA. 2001;58(3):166-70.

15.	Mizuki N, Ota M, Katsuyama Y, Yabuki K, Ando H, Shiina T, et al. Análise do alelo HLA-B* 51 pelo método PCR-SBT e uma forte associação do HLA-B* 5101 com doentes japoneses com doença de Behçet. HLA. 2001;58(3):181-4.

16.	Mizuki N, Ota M, Katsuyama Y, Yabuki K, Ando H, Yoshida M, et al. Genotipagem HLA de classe I incluindo tipagem do alelo HLA-B* 51 em doentes iranianos com doença de Behçet. HLA. 2001;57(5):457-62.

17.	Mizuki N, Yabuki K, Ota M, Verity D, Katsuyama Y, Ando H, et al. Mapeamento de microssatélites de um locus suscetível na região HLA para a doença de Behçet utilizando doentes jordanos. Human immunology. 2001;62(2):186-90.

18.	Paul M, Klein T, Krause I, Molad Y, Narinsky R, Weinberger A. Allelic distribution of HLA-B* 5 in HLA-B5-positive Israeli patients with Behçet's disease. HLA. 2001;58(3):185-6.

19.	Pirim I, Atasoy M, Ikbal M, Erdem T, Aliagaoglu C. Genotipagem HLA classe I e classe II em doentes com doença de Behçet: um estudo regional da parte oriental da Turquia. HLA. 2004;64(3):293- 7.

20.	Baricordi OR, Sensi A, Pivetti-Pezzi P, Perrone S, Balboni A, Catarinelli G, et al. Doença de Behçet associada aos antigénios HLA-B51 e DRw52 em italianos. Human immunology. 1986;17(3):297-301.

21.	Ahmad T, Wallace GR, James T, Neville M, Bunce M, Mulcahy-Hawes K, et al. Mapping the HLA association in Behçet's disease: a role for tumor necrosis fator polymorphisms? Arthritis & Rheumatology. 2003;48(3):807-13.

22.	Touma Z, Farra C, Hamdan A, Shamseddeen W, Uthman I, Hourani H, et al. Polimorfismos do TNF em doentes com doença de Behçet: uma meta-análise. Arquivos de investigação médica. 2010;41(2):142-6.

23.   Wallace GR, Verity DH, Delamaine LJ, Ohno S, Inoko H, Ota M, et al. Perfis de alelos MIC-A e associações HLA classe I na doença de Behçet. Immunogenetics. 1999;49(7):613-7.

24.   Hughes E, Collins R, Kondeatis E, Wallace G, Graham E, Vaughan R, et al. Associações de polimorfismos da molécula relacionada com a cadeia de classe I do complexo de histocompatibilidade principal com a doença de Behçet em doentes caucasianos. HLA. 2005;66(3):195-9.

25.   Ombrello MJ, Kirino Y, de Bakker PI, Gül A, Kastner DL, Remmers EF. Os resíduos de MHC de classe I associados à doença de Behçet implicam a ligação a antigénios e a regulação da citotoxicidade mediada por células. Actas da Academia Nacional de Ciências. 2014;111(24):8867-72.

26.   Meguro A, Inoko H, Ota M, Katsuyama Y, Oka A, Okada E, et al. Genetics of Behçet's disease inside and outside the MHC. Anais das doenças reumáticas. 2009.

27.   Jorde LB, Wooding SP. Variação genética, classificação e "raça". Nature genetics. 2004;36:S28-S33.

28.   Fiorentino DF, Zlotnik A, Vieira P, Mosmann TR, Howard M, Moore KW, et al. A IL-10 actua na célula apresentadora de antigénios para inibir a produção de citocinas pelas células Th1. The Journal of Immunology. 1991;146(10):3444-51.

29.   Mosmann TR, Coffman R. TH1 and TH2 cells: different patterns of lymphokine secretion lead to different functional properties. Revisão anual de imunologia. 1989;7(1):145-73.

30.   Mizuki N, Meguro A, Ota M, Ohno S, Shiota T, Kawagoe T, et al. Genome-wide association studies identify IL23R-IL12RB2 and IL10 as Behçet's disease susceptibility loci. Nature Genetics. 2010;42(8):703-6.

31.   Remmers EF, Cosan F, Kirino Y, Ombrello MJ, Abaci N, Satorius C, et al. Genome-wide association study identifies variants in the MHC class I, IL10, and IL23R-IL12RB2 regions associated with Behçet's disease. Nature Genetics. 2010;42(8):698-702.

32.   Xavier JM, Shahram F, Davatchi F, Rosa A, Crespo J, Abdollahi BS, et al. Estudo de associação de IL10 e IL23R-IL12RB2 em doentes iranianos com doença de Behçet. Arthritis & Rheumatology. 2012;64(8):2761-72.

33.   Talaat RM, Ashour ME, Bassyouni IH, Raouf AA. Polimorfismos da interleucina 6 e da interleucina 10 em egípcios com doença de Behçet. Immunobiology. 2014;219(8):573-82.

34.   Iwakura Y, Ishigame H. O eixo IL-23/IL-17 na inflamação. Journal of Clinical Investigation. 2006;116(5):1218.

35.   Steinman L. Mixed results with modulation of TH-17 cells in human autoimmune diseases. Nature Immunology. 2010;11(1):41-4.

36.   Kirino Y, Zhou Q, Ishigatsubo Y, Mizuki N, Tugal-Tutkun I, Seyahi E, et al. A ressequenciação orientada implica o gene da febre mediterrânica familiar MEFV e o gene TLR4 do recetor 4 do tipo toll na doença de Behçet. Actas da Academia Nacional de Ciências. 2013;110(20):8134-9.

37.   Rueda B, Orozco G, Raya E, Fernandez-Sueiro JL, Mulero J, Blanco FJ, et al. O polimorfismo não sinónimo IL23R Arg381Gln confere suscetibilidade à espondilite anquilosante. Annals of the rheumatic diseases. 2008;67(10):1451-4.

38.   Cargill M, Schrodi SJ, Chang M, Garcia VE, Brandon R, Callis KP, et al. Um estudo de associação genética em grande escala confirma IL12B e leva à identificação de IL23R como genes de risco de psoríase. The American Journal of Human Genetics. 2007;80(2):273-90.

39.   Momozawa Y, Mni M, Nakamura K, Coppieters W, Almer S, Amininejad L, et al. Resequencing of positional candidates identifies low frequency IL23R coding variants protecting against inflammatory bowel disease. Nature genetics. 2011;43(1):43-7.

40. Beaudoin M, Goyette P, Boucher G, Lo KS, Rivas MA, Stevens C, et al. Deep resequencing of GWAS loci identifica variantes raras em CARD9, IL23R e RNF186 que estão associadas à colite ulcerosa. PLoS genetics. 2013;9(9):e1003723.

41. Duerr RH, Taylor KD, Brant SR, Rioux JD, Silverberg MS, Daly MJ, et al. A genomewide association study identifies IL23R as an inflammatory bowel disease gene. science. 2006;314(5804):1461-3.

42. Di Marzio P, Dai WW, Franchin G, Chan AY, Symons M, Sherry B. Role of Rho family GTPases in CCR1-and CCR5-induced actin reorganization in macrophages. Biochemical and biophysical research communications. 2005;331(4):909-16.

43. Penido C, Castro-Faria-Neto HC, Vieira-de-Abreu A, Figueiredo RT, Pelled A, Martins MA, et al. LPS induz migração de eosinófilos via sinalização CCR3 através de um mecanismo independente de RANTES e Eotaxina. American journal of respiratory cell and molecular biology. 2001;25(6):707-16.

44. Kirino Y, Bertsias G, Ishigatsubo Y, Mizuki N, Tugal-Tutkun I, Seyahi E, et al. A análise de associação a nível do genoma identifica novos loci de suscetibilidade para a doença de Behçet e epistasia entre HLA-B [ast] 51 e ERAP1. Nature genetics. 2013;45(2):202-7.

45. Hou S, Xiao X, Li F, Jiang Z, Kijlstra A, Yang P. Estudo de associação em duas fases em chineses Han identifica duas associações independentes no locus CCR1/CCR3 como candidato à suscetibilidade à doença de Behçet. Human genetics. 2012;131(12):1841-50.

46. Morinobu A, Gadina M, Strober W, Visconti R, Fornace A, Montagna C, et al. A fosforilação da serina STAT4 é crítica para a produção de IFN-γ induzida por IL-12, mas não para a proliferação celular. Actas da Academia Nacional de Ciências. 2002;99(19):12281-6.

47. Watford WT, Hissong BD, Bream JH, Kanno Y, Muul L, O'shea JJ. Signaling by IL-12 and IL-23 and the immunoregulatory roles of STAT4. Immunological reviews. 2004;202(1):139- 56.

48. Hou S, Yang Z, Du L, Jiang Z, Shu Q, Chen Y, et al. Identificação de um locus de suscetibilidade no STAT4 para a doença de Behçet em chineses da etnia Han num estudo de associação de todo o genoma. Arthritis & Rheumatology. 2012;64(12):4104-13.

49. Karasneh J, Gül A, Ollier WE, Silman AJ, Worthington J. Rastreio do genoma completo para genes de suscetibilidade em famílias multicausais com doença de Behçet. Arthritis & Rheumatology. 2005;52(6):1836-42.

50. Hayashi T, Imai K, Morishita Y, Hayashi I, Kusunoki Y, Nakachi K. Identification of the NKG2D haplotypes associated with natural cytotoxic activity of peripheral blood lymphocytes and cancer immunosurveillance. Cancer research. 2006;66(1):563-70.

51. Boone DL, Turer EE, Lee EG, Regina-Celeste A, Wheeler MT, Tsui C, et al. The ubiquitin-modifying enzyme A20 is required for termination of Toll-like recetor responses. Nature Immunology. 2004;5(10):1052.

52. Hitotsumatsu O, Ahmad R-C, Tavares R, Wang M, Philpott D, Turer EE, et al. A enzima de edição de ubiquitina A20 restringe o domínio de oligomerização de ligação a nucleótidos que contém sinais desencadeados por 2. Immunity. 2008;28(3):381-90.

53. Lee EG, Boone DL, Chai S, Libby SL, Chien M, Lodolce JP, et al. Failure to regulate TNF-induced NF-κB and cell death responses in A20-deficient mice. Science. 2000;289(5488):2350-4.

54. Li H, Liu Q, Hou S, Du L, Zhou Q, Zhou Y, et al. Os polimorfismos do gene TNFAIP3 conferem risco para a doença de Behçet numa população chinesa Han. Human genetics. 2013;132(3):293-300.

55. Ferrer-Admetlla A, Sikora M, Laayouni H, Esteve A, Roubinet F, Blancher A, et al. A natural history of FUT2 polymorphism in humans. Molecular biology and evolution. 2009;26(9):1993-2003.

56.   Wacklin P, Makivuokko H, Alakulppi N, Nikkila J, Tenkanen H, Rabina J, et al. O genótipo do secretor (gene FUT2) está fortemente associado à composição de Bifidobacteria no intestino humano. PloS one. 2011;6(5):e20113.

57.   Sinigaglia F, D'ambrosio D, Panina-Bordignon P, Rogge L. Regulation of the IL-12/IL- 12R axis: a critical step in T-helper cell differentiation and effector function. Immunological reviews. 1999;170(1):65-72.

58.   Kappen JH, Medina-Gomez C, van Hagen PM, Stolk L, Estrada K, Rivadeneira F, et al. Estudo de associação de todo o genoma numa série de casos mistos revela a IL12A como um novo candidato na doença de Behçet. PloS one. 2015;10(3):e0119085.

59.   Saric T, Shih-Chung C, Hattori A, York IA, Markant S, Rock KL, et al. Uma aminopeptidase induzida por IFN-[gama]- no ER, ERAP1, corta os precursores dos péptidos apresentados pelo MHC de classe I. Nature Immunology. 2002;3(12):1169.

60.   Consórcio GAoP, 2 tWTCCC. Um estudo de associação de todo o genoma identifica novos loci de suscetibilidade à psoríase e uma interação entre HLA-C e ERAP1. Nature Genetics. 2010;42(11):985-90.

61.   Evans DM, Spencer CC, Pointon JJ, Su Z, Harvey D, Kochan G, et al. A interação entre ERAP1 e HLA-B27 na espondilite anquilosante implica a manipulação de péptidos no mecanismo do HLA-B27 na suscetibilidade à doença. Nature Genetics. 2011;43(8):761-7.

62.   Ombrello MJ, Kastner DL, Remmers EF. Aminopeptidase 1 associada ao retículo endoplasmático e doença reumática: genética. Opinião atual em reumatologia. 2015;27(4):349.

63.   Fei Y, Webb R, Cobb BL, Direskeneli H, Saruhan-Direskeneli G, Sawalha AH. Identificação de novos loci de suscetibilidade genética para a doença de Behçet utilizando um estudo de associação de todo o genoma. Arthritis Research & Therapy. 2009;11(3):R66.

64.   Xavier JM, Shahram F, Sousa I, Davatchi F, Matos M, Abdollahi BS, et al. FUT2: preenchendo a lacuna entre genes e ambiente na doença de Behçet? Anais das doenças reumáticas. 2013:annrheumdis-2013-204475.

65.   Lee YJ, Horie Y, Wallace GR, Choi YS, Park JA, Song R, et al. Genome-wide association study identifies GIMAP as a novel susceptibility locus for Behçet's disease. Anais das doenças reumáticas. 2012:annrheumdis-2011-200288.

66.   Tada Y, Koarada S, Haruta Y, Mitamura M, Ohta A, Nagasawa K. A associação da doença de Behçet com a síndrome mielodisplásica no Japão: uma revisão da literatura. Clinical and experimental rheumatology. 2006;24(5 Suppl 42):S115-9.

67.   Kimura S, Kuroda J, Akaogi T, Hayashi H, Kobayashi Y, Kondo M. Trissomia 8 envolvida em síndromes mielodisplásicos como fator de risco para úlceras intestinais e trombose - síndrome de Behçet. Leukemia & lymphoma. 2001;42(1-2):115-21.

68.   Ando S, Maemori M, Sakai H, Ando S, Shiraishi H, Sakai K, et al. Mosaicismo constitucional da trissomia 8 com síndrome mielodisplásica complicada por doença de Behçet intestinal e deficiência de antitrombina III. Cancer genetics and cytogenetics. 2005;162(2):172-5.

69.   Ahn J, Cha H-S, Koh E-M, Kim S-H, Kim Y, Lee C-K, et al. Doença de Behçet associada a insuficiência da medula óssea em doentes coreanos: caraterísticas clínicas e associação de ulceração intestinal e trissomia 8. Rheumatology. 2008;47(8):1228-30.

70.   Hsu H-C, Lee Y-M, Tsai W-H, Jiang M-L, Ho C-H, Ho C-K, et al. Circulating levels of thrombopoietic and inflammatory cytokines in patients with acute myeloblastic leukemia and myelodysplastic syndrome. Oncology. 2002;63(1):64-9.

71.   Voulgarelis M, Giannouli S, Ritis K, Tzioufas A. Myelodysplasia-associated autoimmunity: clinical and pathophysiologic concepts. Revista Europeia de Investigação Clínica. 2004;34(10):690-

700.

72.   Carrano A, Thompson L, Lindl P, Minkler J. Sister chromatid exchange as an indicator of mutagenesis. Nature. 1978;271(5645):551-3.

73.   Ikbal M, Atasoy M, Pirim I, Aliagaoglu C, Karatay S, Erdem T. A alteração das frequências de troca de cromátides irmãs na doença de Behçet com e sem HLA-B51. Journal of the European Academy of Dermatology and Venereology (Jornal da Academia Europeia de Dermatologia e Venereologia). 2006;20(2):149-52.

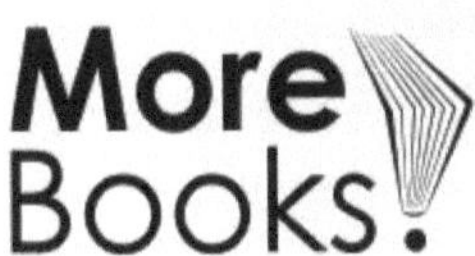

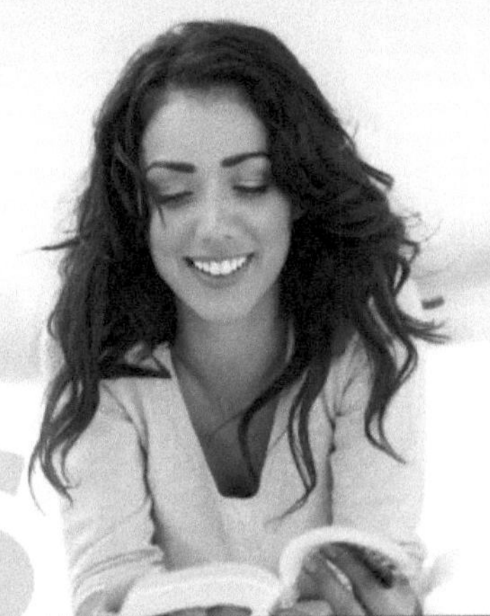

Buy your books fast and straightforward online - at one of world's fastest growing online book stores! Environmentally sound due to Print-on-Demand technologies.

Buy your books online at
www.morebooks.shop

Compre os seus livros mais rápido e diretamente na internet, em uma das livrarias on-line com o maior crescimento no mundo! Produção que protege o meio ambiente através das tecnologias de impressão sob demanda.

Compre os seus livros on-line em
www.morebooks.shop

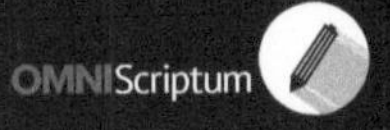

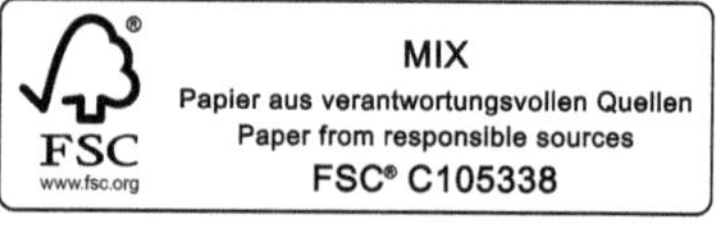

Printed by Books on Demand GmbH, Norderstedt / Germany